Dʳ LOUIS RÉNON

LE TRAITEMENT

SCIENTIFIQUE PRATIQUE

DE LA

TUBERCULOSE PULMONAIRE

MASSON ET Cⁱᴱ, ÉDITEURS

LIBRAIRES DE L'ACADÉMIE DE MÉDECINE

120, BOULEVARD SAINT-GERMAIN, PARIS

LE TRAITEMENT
SCIENTIFIQUE PRATIQUE
DE LA
TUBERCULOSE PULMONAIRE

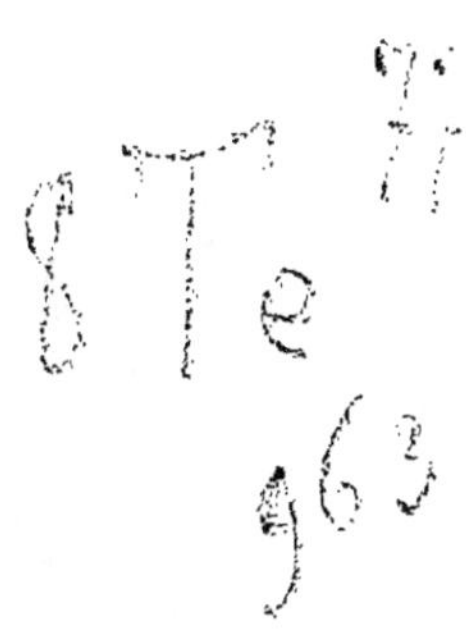

OUVRAGES DU MÊME AUTEUR

RECHERCHES CLINIQUES ET EXPÉRIMENTALES SUR LA PSEUDO-TUBERCULOSE ASPERGILLAIRE. Paris, 1893 (*Épuisé*).

ÉTUDES SUR L'ASPERGILLOSE CHEZ LES ANIMAUX ET CHEZ L'HOMME. Paris, 1897, 1 vol. in-8 avec figures dans le texte.. . . . . . 5 fr.

LE DIAGNOSTIC PRÉCOCE DE LA TUBERCULOSE PULMONAIRE CHRONIQUE. Paris, 1906.

CONFÉRENCES PRATIQUES SUR LES MALADIES DU CŒUR ET DES POUMONS. Paris, 1906, 1 vol. in-8 (*Épuisé*).

LES MALADIES POPULAIRES, maladies vénériennes, alcoolisme, tuberculose (Étude médico-sociale), deuxième édition, 1907, 1 vol. in-8. . . . . 5 fr.

LE TRAITEMENT PRATIQUE DE LA TUBERCULOSE PULMONAIRE. Paris, 1908 (*Épuisé*).

LE TRAITEMENT

SCIENTIFIQUE PRATIQUE

DE LA

TUBERCULOSE PULMONAIRE

Conférences faites à l'Hôpital Necker

PAR

Le Dr LOUIS RÉNON

PROFESSEUR AGRÉGÉ A LA FACULTÉ DE PARIS, MÉDECIN DE L'HÔPITAL NECKER
MEMBRE DE LA SOCIÉTÉ DE BIOLOGIE
MEMBRE DE LA SOCIÉTÉ D'ÉTUDES SCIENTIFIQUES SUR LA TUBERCULOSE

MASSON ET Cie, ÉDITEURS
LIBRAIRES DE L'ACADÉMIE DE MÉDECINE
120, BOULEVARD SAINT-GERMAIN, PARIS

1911

AVANT-PROPOS

Mes Conférences sur le *Traitement pratique de la Tuberculose pulmonaire* publiées en 1908 étant depuis longtemps épuisées, j'avais pensé faire paraître une deuxième édition de cet ouvrage. Mais, en trois ans, le traitement de la tuberculose pulmonaire a subi une évolution si grande et s'est tellement modifié qu'il m'a paru impossible de rééditer purement et simplement mes anciennes leçons.

Je me suis alors décidé à faire aux élèves de mon service une série de Conférences sur le *Traitement scientifique pratique de la Tuberculose pulmonaire*, où j'ai envisagé la question au point de vue tout neuf de l'actualité scientifique la plus récente. Ce sont ces leçons que je publie aujourd'hui, à la demande des nombreux médecins qui les ont suivies. Il n'y a que des analogies de détail dans quelques chapitres entre le nouvel ouvrage et l'ancien. L'esprit, le principe, la méthode en sont totalement différents. C'est un livre nouveau.

Louis RÉNON.

10 mars 1911.

PRÉFACE

Il y a quelques années, pour soigner un tuberculeux, un médecin consciencieux avait à choisir entre les trois méthodes suivantes, préconisées par les autorités médicales les plus compétentes. Les uns conseillaient le traitement purement hygiénique par la cure d'air, le repos et l'alimentation supplémentaire raisonnée ; hostiles à l'emploi de tous médicaments, ils les déclaraient bons seulement à intoxiquer les malades, obligés, disaient-ils, de guérir à la fois de leur tuberculose et de leur médication. Les autres préconisaient le traitement par les sérums, par les tuberculines, par l'héliothérapie, par le pneumothorax artificiel. Les troisièmes proclamaient : Surtout n'employez ni sérums, ni tuberculines ; souvenez-vous de l'échec lamentable de Koch en 1890 et du bluff colossal de Behring en 1905 ; ce sont là des médications conçues dans les laboratoires, ignorées des cliniciens et nocives au premier chef ; recourez aux vieilles drogues comme la chaux, l'arsenic, le tanin ; reminéralisez ou recalcifiez vos malades, ils guériront plus vite et plus sûrement. L'embarras du médecin était extrême devant des propositions aussi radicalement différentes, soutenues toutes par des hommes de bonne foi. Il donnait généralement la préférence à la première ou à la troisième de ces méthodes et il utilisait rarement la deuxième.

C'est un peu dans cet esprit de suspicion envers les médications biologiques, physiothérapiques et chirurgicales qu'ont été faites en 1907, et publiées en 1908, mes conférences sur le Traitement pratique de la tuberculose pulmonaire. Elles reflétaient alors assez bien le sentiment général des médecins français ; ceci fut peut-être une des raisons de leur succès.

Depuis quatre ans, très impressionné par les résultats rapportés sans cesse à l'étranger, j'ai consenti à regarder de plus près les méthodes nouvelles et à les expérimenter. J'ai pu me convaincre rapidement que nous n'avions pas assez attaché d'importance à ces médications d'allure plus scientifique que les anciennes. En critique impartial et indépendant, je n'hésite pas à déclarer ici qu'elles ont une valeur restreinte, mais indiscutable. Certes, elles sont loin de donner tous les beaux résultats promis par leurs auteurs. Il y a néanmoins quelque chose de vrai en elles. Ce quelque chose peut s'adapter à la pratique médicale dans des conditions

encore limitées que nous commençons à déterminer clinique-
ment. Aussi n'a-t-on plus le droit d'ignorer ces méthodes et
de les écarter de parti pris. Il faut leur prendre ce qu'elles
ont de bon, sans leur demander plus qu'elles ne peuvent
donner. En combinant d'une façon éclectique les diverses
médications de la tuberculose décrites ici, on pourra répondre,
d'une manière à la fois scientifique et pratique, à presque
toutes les indications thérapeutiques. On s'apercevra qu'on
a fait un progrès réel rendant la situation des malheureux
tuberculeux moins pénible et moins précaire que jadis.
Mais ce progrès est encore très insuffisant et de nouvelles
recherches s'imposent pour trouver mieux.

En 1911, on lutte donc mieux contre la tuberculose qu'en
1907 et en 1908, voilà la vérité, qui ressortira nettement
de la lecture de ces conférences. C'est là un espoir vers de
nouvelles conquêtes.

Louis RÉNON.

LE TRAITEMENT SCIENTIFIQUE PRATIQUE

DE LA

TUBERCULOSE PULMONAIRE

I

L'ESPRIT D'UN TRAITEMENT SCIENTIFIQUE PRATIQUE RÉEL DE LA TUBERCULOSE PULMONAIRE

Les nécessités d'un traitement scientifique de la tuberculose pulmonaire. — Les causes de la nocivité du bacille de Koch : poisons solubles, poisons adhérents, bacillo-caséine de MM. Auclair et Paris. — Aucun traitement scientifique actuel ne combat la totalité de ces poisons.

Les difficultés d'un traitement scientifique réel de la tuberculose pulmonaire. — L'orientation dans des voies nouvelles : vaccinations par des bacilles atténués ; augmentation du pouvoir lipasique normal des leucocytes, etc.

Résumé du traitement scientifique pratique de la tuberculose pulmonaire.

Messieurs,

Je désire vous exposer en quelques leçons le Traitement scientifique pratique de la tuberculose pulmonaire.

Il y a trois ans, j'ai fait à l'hôpital de la Pitié une série de conférences sur le Traitement pratique de la tuberculose pulmonaire. Mon but était d'enseigner la manière de soulager les malades, en tenant compte des données encore incertaines de la pathogénie et en me basant surtout sur les résultats acquis par l'expérience. C'était au premier chef un traitement pragmatique, jugé sur ses résultats, bien plus qu'une médication rationaliste, édifiée sur le raisonnement. D'après le nombre de mes auditeurs, j'ai pu me convaincre que cette méthode correspondait à une véritable nécessité pratique.

Aujourd'hui, après les progrès réalisés depuis quelques années, je crois qu'il est possible de voir un peu plus haut, et d'élever le débat. On est en droit de rechercher si un traitement pratique vraiment scientifique de la tuberculose pulmonaire peut être superposé à la médication simplement pratique de cette affection. Ce sera le but de ces quatorze conférences. Messieurs, n'attendez pas de moi un exposé complet et détaillé de tous les traitements de la tuberculose ayant une allure scientifique. Je n'ai pas la prétention de vous répéter tout ce qui a été dit sur cette intéressante question. Ce serait œuvre de pure compilation, où vous verriez, sans intérêt, les chapitres se succéder les uns aux autres, dans une fastidieuse monotonie. Je vous parlerai seulement de ce que je connais bien et de ce que j'ai vu. Puis je me permettrai de vous donner mon opinion personnelle, désirant surtout faire œuvre de critique pratique, en homme qui a une vingtaine d'années d'expérience des médications antituberculeuses.

Je commencerai cette série de conférences par la recherche des conditions idéales d'un traitement vraiment scientifique de la tuberculose, désirant mettre en lumière l'esprit d'une pareille médication. Nous verrons si le traitement actuel est réellement scientifique, et je vous en ferai l'exposé critique dans ses diverses modalités.

*   *
* *

Qu'est-ce d'abord qu'un *traitement scientifique* ? C'est un traitement conforme à la science, c'est-à-dire basé sur la connaissance exacte qu'on a de la maladie. C'est un traitement qui tient autant compte des causes que des effets morbides et peut-être plus des premières que des seconds. C'est surtout un traitement étiologique et pathogénique.

Comment devrait-on concevoir un pareil traitement dans la tuberculose pulmonaire ? Il faudrait d'abord connaître à fond *le mode de nocivité* du bacille de Koch.

Actuellement, au triple point de vue de la morphologie, de la chimie et de la biologie, nous en savons ce qui suit : *Morphologiquement,* c'est un bacille dont la longueur est à peu près la moitié de celle d'un globule rouge, et dont la largeur est de 15 à 20 fois plus petite. Ce bacille se colore par les couleurs d'aniline ; la fuschine le teint en un beau rouge. Cette coloration ne se perd ni au contact des acides, ni au contact de l'alcool absolu. C'est donc un microbe alcoolo-résistant. L'intensité et la solidité de la coloration sont dues à une enveloppe de cire qui entoure le protoplasma du bacille.

Nous connaissons bien sa *constitution chimique*, grâce aux remarquables travaux de MM. Auclair et Paris. Si nous prenons un bacille tuberculeux, issu d'une culture sur bouillon, âgée de six semaines, nous verrons, en allant de dehors en dedans, les substances suivantes entrer dans sa composition. D'abord il reste encore imprégné d'un peu du bouillon où il a vécu, c'est-à-dire de substances albuminoïdes toxiques, bases de la tuberculine de Koch. La macération dans l'eau distillée enlève les albumines ; les globulines sont entraînées par macération dans l'eau chlorurée sodique à 10 pour 100, à 38° pendant 24 heures. Voici donc le bacille isolé, réduit à sa composition propre. Il est constitué par une enveloppe adipo-cireuse dissoute par l'action successive de l'alcool, de l'éther et du chloroforme ; ces substances enlèvent du bacille une lécithine, des acides gras, des graisses neutres, une iso-cholestérine et des substances alcaloïdiques. Le stroma du bacille ainsi dégraissé et décortiqué, pour ainsi dire, est constitué d'abord par une protéine, extraite par chauffage à 80° avec de l'acide acétique pur et concentré, puis par une petite quantité de plasmine, nucléine très résistante aux agents dissolvants, et enfin par de la cellulose. MM. Auclair et Paris ont appelé bacillo-caséine la protéine qui constitue la substance essentielle du protoplasma du bacille de Koch ; c'est une para-nucléoalbumine se présentant sous l'aspect d'une poudre fine d'un jaune très pâle. Colorée par la méthode de Ziehl, elle est très acido-résistante et faiblement alcoolo-résistante. Telle est l'analyse chimique du bacille tuberculeux.

Inoculé aux animaux, ce bacille détermine des *lésions,* les unes non folliculaires, sur lesquelles le Pr Landouzy et ses élèves ont insisté dans ces derniers temps, les autres folliculaires, les follicules bacillaires s'unissant pour former des tubercules. Ceux-ci s'agglomèrent les uns avec les autres, et subissent soit l'évolution caséeuse, dégénérative, processus d'extension et d'envahissement, soit l'évolution fibreuse, scléreuse, processus de guérison.

La tuberculose ainsi produite est due à l'action nocive *totale* du bacille tuberculeux. Le follicule tuberculeux naît de la réaction de l'organisme contre le bacille lui-même. La caséification est sous la dépendance d'un des poisons adhérents de l'enveloppe adipo-cireuse, l'éthéro-bacilline de M. Auclair. La sclérose est conditionnée par la chloroformo-bacilline, un autre poison de la même enveloppe du bacille, découvert par le même auteur. Ces deux toxines sont des poisons adhérents, constitués par les matières adipo-cireuses qui entourent le bacille, poisons qui produisent la pneumonie fibrineuse, la suppuration, la sclérose et la caséification. Ce ne sont pas les seules toxines. Il existe d'autres poisons solubles développés dans les cultures et qui constituent la première tuberculine de Koch. A l'action des toxines solubles, succèdent la fièvre, les troubles vaso-moteurs et les troubles nutritifs. Mais, de tous les poisons, le plus redoutable est le poison protoplasmique, la bacillo-caséine de MM. Auclair et Paris. Cette dernière, injectée sous la peau du flanc ou dans le tissu cellulaire du cobaye, détermine des lésions du foie et de la rate, mais surtout des altérations pulmonaires comme la congestion et l'infil-tration grise. Les animaux maigrissent progressivement, tombent dans une cachexie profonde et finissent par suc-comber. Isolé de son enveloppe cireuse caséo-sclérosante, le bacille, même après sa mort, a un pouvoir toxique con-sidérable. Ce fait explique la production de tubercules par l'injection de bacilles morts, notée depuis longtemps par Koch, Straus et d'autres auteurs.

Voilà, Messieurs, l'ennemi que nous avons à combattre, ennemi qui attaque notre organisme de trois manières dif-férentes, par ses poisons solubles, par ses poisons adhé-rents et par lui-même. Pour lutter contre lui d'une manière efficace et scientifique, il nous faudrait agir à la fois sur les poisons solubles, sur les poisons adhérents et sur la ba-cillo-caséine. C'est une thérapeutique *globale* qu'il faudrait instituer, vaccinant ou immunisant notre organisme contre ces divers poisons. Une pareille thérapeutique existe-t-elle actuellement ? En aucune façon. Il n'en existe que des parties, pour ainsi dire, car l'effort a porté presque seulement sur les poisons solubles du bacille de Koch. Les diverses tuberculines sont composées, pour la plupart, de poisons bacillaires solubles. Quelques-unes utilisent des poisons bacillaires protoplasmiques ; une d'elles comprend un mélange de toxines intra et extra-cellulaires ; aucune n'utilise ni la chloroformo-bacilline, ni l'éthero-bacilline, ni la bacillo-caséine de M. Auclair. Ce dernier auteur a bien constaté, chez le cobaye, dans des tentatives de vaccination par le poison protoplasmique, une immunité antitoxique relative et un léger retard de l'infection tuberculeuse ; mais, dans le traitement de l'animal tuberculeux, la bacillo-caséine est sans effet sur la marche de la maladie.

Il ressort nettement de l'exposé précédent que les tuberculines, destinées à produire une immunisation active de l'organisme, en faisant élaborer à celui-ci les anticorps nécessaires à sa défense, ne peuvent avoir qu'une action partielle et non totale sur l'évolution du bacille de Koch, puisqu'elles n'agissent que sur un ou plusieurs des poisons, sans les atteindre tous à la fois. De plus, elles sont antitoxiques sans être antibacillaires. C'est, comme je le répète depuis deux ans, un traitement *partiel* de l'infection tuberculeuse. Il en est de même des sérums antituberculeux. Aucun de ces sérums qui doivent, dans une immunisation passive, donner à l'organisme tout préparés et tout formés les anticorps dont il a besoin, aucun de ces sérums, dis-je, n'est préparé par l'injection à l'animal des poisons adhérents et de la bacillo-caséine de M. Auclair. Quelques-uns, comme le sérum de M. Marmorek et comme la bactériolysine de M. Maragliano, sont préparés dans un but antibactérien ; celui de M. Vallée est fabriqué par l'injection au cheval de bacilles tuberculeux vivants broyés et centrifugés. A ces traitements qui se rapprochent le plus d'une médication vraiment scientifique de la tuberculose, il manque quelque chose, une action totale et globale contre le bacille et tous ses poisons. Ce sont des traitements encore incomplets. Dans la pratique, ils font rarement disparaître tous les symptômes de la tuberculose et ils n'ont pas d'effet préventif. Mais il faut savoir s'en servir, car ils ont une action réelle et indiscutable, si on ne leur demande pas plus qu'ils ne peuvent donner. Ils ne sauraient constituer encore une thérapeutique idéale de la bacillose. En 1911, comme en 1907, j'ai donc le droit de dire que *le traitement scientifique spécifique réel de la tuberculose n'est pas encore trouvé* (1).

*
* *

On peut même se demander si la voie suivie actuellement est bien *la bonne voie.* Un auteur qui a acquis une grande et légitime autorité en tuberculose expérimentale, M. Cal-

---

(1) Louis Rénon. Principes de phtisiothérapie, *Journal des Praticiens,* 20 avril 1907, p. 241.

mette (de Lille), a remarqué (Communication écrite) que les sérums des animaux hypervaccinés contre la tuberculose, ceux qui précipitent le mieux la tuberculine et contiennent le plus d'anticorps, hâtent énormément l'évolution de la tuberculose chez le cobaye et chez le lapin, et aggravent l'état des animaux malades auxquels on les injecte même à petites doses. De pareils faits expérimentaux donnent singulièrement à réfléchir.

Peut-être est-ce dans un tout autre ordre d'idées qu'il conviendrait de s'orienter. Déjà, en 1898 au Congrès de la Tuberculose, puis en 1899, en commentant la découverte de la tuberculose des poissons et des animaux à sang froid faite par MM. Dubard, Bataillon et Terre, je faisais voir l'importance, pour la vaccination antituberculeuse, de la recherche d'un état saprophytique du bacille tuberculeux commun à toutes les tuberculoses. Comme je le disais en 1904, au cours de mes leçons sur les *Maladies populaires,* « jusqu'à présent, on a cherché la vaccination contre la tuberculose par des sérums animaux en augmentant la virulence du bacille par des passages successifs. J'estime, au contraire, qu'on pourrait peut-être trouver la solution de la vaccination tuberculeuse, non en montant la gamme de la virulence, mais au contraire en la descendant, afin de trouver le microbe inoffensif bien supporté par l'organisme ; ensuite, la récupération progressive de la virulence pourrait assurer des vaccins de plus en plus efficaces. Ce ne serait, en tous cas, que la mise en pratique du grand principe de *la vaccination pastorienne,* trop oublié, selon moi, dans les recherches bactériothérapiques sur la tuberculose ». Cette idée, reprise en Allemagne par M. Friedman avec le bacille de la tuberculose de la tortue, a été mise en pratique en 1908 par M. Klebs. Ce dernier auteur a pu immuniser des animaux avec le bacille d'orvet et les rendre réfractaires à l'inoculation de bacilles virulents. Il a même traité avec succès une petite malade par cette méthode. J'ignore le sort que l'avenir réservera à ces recherches, d'ailleurs discutées par M. Wasserman, mais je devais vous les signaler.

Dans le même ordre d'idées, l'immunisation par l'*ingestion de bacilles peu virulents* par les voies digestives, indiquée par M. Calmette, pourra peut-être, grâce à une technique rendue inoffensive, entrer un jour ou l'autre dans la pratique courante. L'atténuation de la virulence *des bacilles bovins cultivés sur bile de bœuf* glycérinée, notée par MM. Calmette et Guérin, et la possibilité, découverte par ces mêmes auteurs, de la résorption des bacilles bovins très virulents, à la suite d'injection aux bovidés de sérum d'animaux hyperimmunisés et de bacilles cultivés en série sur la bile de bœuf, peuvent faire espérer en l'avenir d'une vaccination antituberculeuse. Peut-être pourra-t-on modifier la virulence du bacille tuberculeux par d'autres procédés. A cet égard, les recherches toutes récentes de M. et Mme Victor Henri doivent être prises en très sérieuse considération.

Ces auteurs ont obtenu une atténuation de la virulence des bacilles de la tuberculose bovine, après les avoir exposés *aux rayons ultra-violets* ; ils ont noté un retard appréciable dans le développement de la tuberculose, après inoculation des bacilles sous la peau du cobaye, et un retard dans l'apparition des cultures sur pomme de terre. Ces bacilles étaient détruits après une exposition plus longue aux rayons ultra-violets ; la tuberculine est modifiée par ces mêmes rayons, et ne donne plus aucune réaction chez le cobaye tuberculeux (*Ac. des sciences*, 24 octobre 1910). Enfin, la chimiothérapie, qui donne des résultats si curieux dans les maladies à protozaires et qui vient d'aboutir au « 606 » d'Ehrlich, arrivera peut-être aussi à détruire le bacille tuberculeux sans léser les cellules de l'organisme.

En attendant l'ouverture des voies inexplorées dans le traitement scientifique pratique de la tuberculose, il serait très scientifique de rechercher s'il existe des *animaux réfractaires à l'infection tuberculeuse,* et de déterminer par quel procédé naturel ils se défendent contre le bacille. Un tel animal existe. C'est un ver, la chenille de la mite de la ruche d'abeille, *Galeria nilonela,* qui vit dans la cire de la ruche, dont elle fait une consommation considérable. M. Métalnikoff, puis M. Noël Fiessinger ont montré que cette chenille est immunisée contre l'infection tuberculeuse. Si on lui injecte des bacilles tuberculeux, ceux-ci perdent en 3 à 4 heures leur acido-résistance, et ils sont détruits avec une rapidité surprenante. Pourquoi cette action destructive rapide ? Parce que, comme nous le montre M. Noël Fiessinger, la chenille de la mite d'abeille possède un ferment, une lipase spéciale, qui dédouble les cires d'abeille et les cires des bacilles de Koch. Le bacille dépouillé de son enveloppe cireuse protectrice est ensuite bactériolysé par un autre processus, probablement par un ferment protéolytique. Une chenille ordinaire qui ne vit pas de cire, mais d'albumine végétale, ne possède pas un moyen pareil de destruction contre le bacille. Ces curieuses constations peuvent avoir un corollaire thérapeutique, essayer de renforcer le pouvoir lipasique ordinaire des leucocytes de l'homme. Comme le fait remarquer avec raison M. Noël Fiessinger, il est de notion classique que les tuberculeux supportant bien les régimes gras avec l'huile de foie de morue et les poissons gras offrent une résistance plus considérable à l'évolution de la tuberculose. En cherchant à obtenir par des procédés qui restent à déterminer la présence chez l'homme d'une lipase active pour l'enveloppe adipocireuse du bacille de Koch, peut-être pourrait-on trouver une protéase capable de le détruire après l'avoir débarrassé de ses moyens de protection. C'est là peut-être la raison des effets thérapeutiques intéressants de la pancréatinisation à haute dose dans la tuberculose expérimentale du rat signalés récemment par MM. Lœper et Esmonet. Cette zymothérapie serait au premier chef un traitement scientifique réel de la tuberculose.

*
* *

Vous le voyez, Messieurs, un traitement vraiment scientifique de la bacillose n'est malheureusement à l'heure actuelle qu'un espoir et non une réalité. Il faut en souhaiter la découverte rapide, malgré *les difficultés pratiques* de sa réalisation. Ces difficultés tiennent à diverses causes. Les unes sont inhérentes aux hommes qui cherchent, les autres à la nature même des phénomènes qu'il s'agit de découvrir. Hélas ! les travailleurs de la tuberculose ne sont pas tous de bonne foi. On ne compte plus les imposteurs et les charlatans qui rôdent autour de cette maladie, comme autour des autres affections chroniques à grand rendement. Leur œuvre néfaste embrouille pour un temps les données du problème scientifique et ne procure aux malades qu'une désillusion de plus. Les chercheurs de bonne foi peuvent se tromper, eux aussi, et tromper les autres. La tâche est si grande et le but si élevé que de vrais savants peuvent être pris de vertige devant quelques résultats obtenus ; ils crient à la victoire, alors qu'il s'agit non de routes ouvertes, mais de sentiers à peine frayés. Tout est encore à recommencer. Puis la nature de la maladie elle-même n'est pas faite pour simplifier la solution thérapeutique. Il s'agit d'une maladie longue à poussées évolutives spéciales bien étudiées par MM. F. Bezançon et de Serbonnes. Puis la tuberculose est sujette souvent à de longues trêves naturelles que mon maître Legroux indiquait il y a 18 ans ; on peut mettre sur le compte de la médication une amélioration due à une simple accalmie normale de la maladie. Enfin, j'ai montré l'existence dans la tuberculose d'un facteur psychothérapique important, d' « un coefficient normal d'amélioration », quelle que soit la médication employée, si elle est nouvelle. Aussi, pour juger la valeur d'un traitement antituberculeux, faut-il ne pas perdre de vue toutes ces considérations, exiger l'épreuve du temps, le contrôle d'un grand nombre de médecins opérant dans des régions différentes et ne jamais oublier l'adage que je formulais il y a trois ans, adage que je voudrais voir rappeler dans la critique de toute médication nouvelle contre la tuberculose : « Tout procédé nouveau de traitement de la tuberculose, pourvu qu'il soit inoffensif, donne toujours des résultats satisfaisants (1) ». L'influence psychothérapique d'une médication nouvelle, de si grande valeur dans la thérapeutique pragmatique de la tuberculose, n'aura jamais l'effet du déterminisme constant d'une thérapeutique scientifique réelle.

Puisqu'un traitement répondant à tous les désidarata de la science n'existe pas encore contre la tuberculose pulmonaire, nous devons, à l'heure actuelle, nous contenter de

(1) Louis RÉNON. *Le traitement pratique de la tuberculose pulmonaire*, Paris, 1908, p. 30.

médications, les unes pragmatiques, les autres *de simple allure scientifique*.

Parmi ces dernières, une des meilleures de l'heure présente, préconisée par les phtisiothérapeutes les plus réputés, est certainement *le traitement dit rationnel* de la phtisie. Ce traitement consiste à soustraire le malade aux mauvaises conditions de sa vie physique. On le retire des luttes âpres pour la vie ; on l'éloigne de l'air des villes vicié chimiquement et bactériologiquement ; on le soustrait à l'alimentation insuffisante et mauvaise. Le traitement rationnel se fait en sanatorium ou en cure libre, mais sans aucune autre médication, les médicaments, selon le principe de la méthode, étant nuisibles au tuberculeux. C'est un traitement non d'addition, mais de soustraction, qui répare les forces épuisées de l'organisme. Au point de vue de l'action scientifique contre le bacille, c'est un traitement négatif.

Puis viennent les médications *biologiques dites spécifiques* par les sérums et les tuberculines. De tous les traitements, c'est certainement le plus scientifique.

La médication chimique contre la tuberculose, *la chimiothérapie*, se rapproche moins de la science que la précédente, encore qu'elle ait probablement un très grand avenir, et qu'elle donne en pratique des résultats intéressants. La reminéralisation, la récalcification, les médications désinfectantes, les médications dites toniques, arsenicales, colloïdales, etc. méritent d'être discutées.

Je vous parlerai ensuite de *la physiothérapie,* pleine de promesses, dont les données scientifiques commencent à se préciser et qui, par les stations climatiques, les cures hydrominérales, les agents physiques, l'électricité, l'héliothérapie, les rayons X, le radium, etc., peut avoir une action sur l'évolution de la tuberculose pulmonaire.

Je vous montrerai le rôle *des glandes à secrétion interne* dans le processus tuberculeux et son corollaire obligé, l'opothérapie glandulaire sous toutes ses formes.

Je terminerai enfin par l'exposé des idées directrices d'*un traitement chirurgical* de la tuberculose pulmonaire, traitement qui veut imiter le mode naturel de guérison de certains pneumothorax, et qui désire enlever la partie malade, comme dans une tuberculose locale.

Tel sera, Messieurs, le programme de ces conférences. Dans l'exposé des diverses médications, vous ne verrez la plupart du temps qu'un déterminisme très relatif et non absolu des moyens de cure, et vous comprendrez que le traitement scientifique actuel de la tuberculose pulmonaire laisse encore beaucoup à désirer. De toute nécessité, il faudra découvrir autre chose et trouver mieux.

Malgré toutes les incertitudes qui règnent encore sur ce traitement scientifique, je m'efforcerai de le rendre aussi pratique que possible, avec les indications précises de son application à la tuberculose pulmonaire.

II

LE TRAITEMENT RATIONNEL

La cure d'air, le repos et l'hygiène individuelle.

La cure d'air.
Danger de l'air des villes infecté bactériologiquement, chimiquement et privé d'ensoleillement ; danger de l'air condensé. — Installation de la cure d'air. — La cure de sanatorium et la cure libre.

Le repos.
Le repos physique et le repos moral. — Les promenades et la marche.
— Le travail du tuberculeux.

L'hygiène individuelle.
La chambre du tuberculeux. — Les vêtements du tuberculeux. — La
vie du tuberculeux. — Les soins de propreté. — Les bains. — Les
sports. — Le tabac. — Les rapports sexuels. — La gymnastique
respiratoire.

Messieurs,

Le premier traitement pratique de la tuberculose pulmonaire d'allure scientifique à examiner est le traitement dit
rationnel simple par la cure d'air, l'hygiène, le repos et
l'alimentation.

« Les éléments de ce traitement, dit M. Sabourin, qui en

reste un des partisans les plus autorisés et les plus convaincus, sont au nombre de trois :

1° Vivre dans un air constamment pur jour et nuit;

2° Supprimer toute fatigue intellectuelle et corporelle ;

3° Prendre une alimentation saine et abondante (1). »

Le traitement rationnel est le retour à la vieille triade thérapeutique, repos, air, suralimentation, qui suscita l'enthousiasme de nos jeunes années médicales et qui a survécu au naufrage de tant de médications ; mais, c'est la vieille triade modernisée, car le temps en a montré les défectuosités. La suralimentation a vécu ; on ne parle plus que d'alimentation supplémentaire raisonnée ou d'alimentation raisonnée et variée. Le repos systématique et absolu a fait place à un repos méthodique, coupé d'exercices salutaires que d'aucuns, en exagérant parfois la note, ont voulu convertir en une véritable cure de travail.

Comme je vous le disais dans la dernière conférence, le traitement rationnel est un traitement de soustraction et non d'addition, qui soustrait le malade aux mauvaises conditions de sa vie physique et morale. C'est un traitement négatif, car il n'a pas d'action directe sur le bacille. Il met seulement en œuvre les forces naturelles défensives de notre organisme. C'est encore un des meilleurs traitements de l'heure actuelle, car il est la base de tous les autres.

(1) Ch. SABOURIN. *Traitement rationnel de la phtisie*, 3ᵉ édition, Paris, 1909, p. 7.

Aucune des médications d'allure plus scientifique que j'exposerai plus loin ne consentirait à s'exercer sans que le malade fût soumis en même temps au traitement rationnel de la tuberculose.

*
* *

La *cure d'air* est un des éléments de ce traitement. La raison en est fort simple.

Dans le cas de bacillose ouverte, le tuberculeux est porteur d'une plaie pulmonaire qu'il faut traiter d'après les règles ordinaires des plaies chirurgicales. On applique à celles-ci l'asepsie, c'est-à-dire que, par un pansement occlusif et bien fait, on empêche les microbes de l'extérieur d'envahir la plaie, de la souiller et d'y déterminer des infections secondaires. On doit faire de même pour une plaie pulmonaire. Mais il est impossible d'empêcher l'air infecté d'arriver jusqu'aux alvéoles, en raison de la moindre résistance du sujet et de la perte de ses moyens de défense, par suite de la bronchite et de la trachéite toujours concomitantes. L'idéal serait de faire respirer au tuberculeux de l'air stérile, ou de l'air stérilisé. Cette méthode n'est pas encore entrée dans la pratique ; elle pourra peut-être devenir applicable, grâce aux recherches intéressantes de M. Bernheim sur son mode de réalisation. Mais la stérilisation de l'air ne serait pas suffisante pour procurer au tuberculeux une aération convenable ; il faudrait créer une sorte d'atmosphère artificielle où l'air stérilisé serait doué des qualités chimiques et hygrométriques nécessaires, conditions impossibles à remplir dans la pratique actuelle. Jusque-là, il faut faire respirer aux bacillaires un air contenant peu ou pas de microbes et un air non vicié chimiquement.

L'air des villes ne saurait convenir en aucune façon, car il est *vicié* au point de vue microbien et au point de vue chimique.

Il existe un nombre considérable de bactéries dans chaque mètre cube d'air parisien. On trouve 5oo bactéries au sommet du Panthéon ; 5 5oo, rue de Rivoli ; 4o ooo, près de l'Hôtel-Dieu, à l'hôpital de la Pitié, 7o ooo bactéries par mètre cube d'air. A la campagne, les bactéries sont beaucoup moins nombreuses ; dans les pays d'altitude, leur quantité diminue avec la hauteur pour tomber à zéro ; à la mer, elle diminue également au fur et à mesure qu'on s'éloigne du rivage pour tomber aussi à zéro au centre des océans.

Au point de vue chimique, l'air des villes est vicié par les exhalaisons, par l'oxyde de carbone de tous les foyers de combustion pour le chauffage, pour l'entretien de la force motrice, et, par tous les gaz échappés des moteurs d'automobiles : dans certaines rues, à certains jours, quand il n'y a pas de vent, ces gaz créent une atmosphère extraordinairement riche en oxyde de carbone. L'air des villes est vicié par l'acide carbonique, émis dans la respiration des personnes et des animaux qui y vivent et diminué par la rareté des plantes et des végétaux qui y poussent. L'air des villes contient, en plus, d'après les recherches de M. Henriet, toute une série de corps nocifs comme l'acide formique, la formaldéhyde, l'acide sulfureux, tous corps solubles dans l'eau et maintenus dans l'air grâce à la condensation de l'eau : dans l'air des villes, l'ozone disparaît presque toujours.

En plus de sa viciation bactériologique et chimique, l'air des villes présente un autre grand défaut. Il n'est pas *ensoleillé*. L'ensoleillement diminue à cause des fumées et des brouillards. Paris n'a que 1 597 heures d'ensoleillement par an et ne reçoit que 36 pour 100 de la lumière qu'il pourrait recevoir. Il faut tenir compte aussi de l'étroitesse des cours et de la hauteur des maisons. Dans ses recherches extrêmement intéressantes, M. Paul Juillerat a bien montré qu'au point de vue social, *la tuberculose était la maladie de l'obscurité*, les maisons privées de soleil comptant le maximum de décès par tuberculose.

L'air confiné est nocif pour le tuberculeux. D'après les recherches de M. Henriet, cet air offre deux dangers : les condensations et les gaz toxiques. Une ventilation suffisante, dont nous verrons tout à l'heure la réalisation pratique, pourra seule prémunir contre ces dangers.

Pour toutes ces conditions, l'air des villes ne saurait convenir à un tuberculeux. Il faut à ce dernier un climat où l'air ne soit souillé ni bactériologiquement, ni chimiquement. De plus, l'air des villes ne contient pas la quantité normale des nouveaux gaz qui paraissent avoir une action sur l'organisme, comme l'argon, le néon, le krypton, le xénon et l'hélium, résultant de la désagrégation du radium.

⁂

L'hygiène du tuberculeux comprend l'*hygiène individuelle* et l'*hygiène prophylactique*.

L'*hygiène individuelle* doit s'occuper de détails très menus, mais très importants. Elle doit comprendre comment il faut organiser la chambre du tuberculeux, quels vêtements il doit porter et quelle vie il doit mener.

Il faut que la *chambre* du tuberculeux ait une bonne orientation, et il ne faut jamais mettre un tuberculeux dans une chambre exposée au Nord, sous peine des plus graves inconvénients. Il faut qu'elle soit ensoleillée, et l'orientation Sud est très bonne ; cependant, je crois l'orientation Sud-Sud-Ouest encore préférable, car elle donne lieu à une insolation plus prolongée. L'idéal serait d'avoir une chambre avec trois fenêtres, l'une à l'Est, l'autre au Midi et la troisième à l'Ouest. Ces conditions se rencontrent rarement dans la pratique. Il faut donner la préférence à une chambre à deux fenêtres, et, si une des fenêtres pouvait être exposée au Midi, et l'autre à l'Ouest, l'orientation serait excellente.

La chambre doit avoir soit un balcon, soit une galerie avancée sur laquelle on pourra pratiquer la cure d'air dont je vous parlerai dans un instant.

Comment peut-on faire l'aération de la chambre du tuberculeux ?

La chambre peut être ventilée par la cheminée, mais, en plus de la cheminée, il faut exiger une ventilation supplémentaire, par exemple une ouverture dans le haut de la fenêtre sous forme de vasistas. Ceci m'amène à discuter la question de l'ouverture de jour et de nuit de la chambre du tuberculeux. C'est là une mesure excellente, à la condition que le malade ne se refroidisse pas : aérer la chambre ne veut pas dire faire geler le tuberculeux. Il faut fermer soigneusement la fenêtre au moment où le malade se mettra dans son lit ; ensuite, on pourra ouvrir la fenêtre ou le vasistas, à la condition qu'il existe un certain degré de chaleur dans la chambre.

Quel degré de température doit comporter la chambre d'un tuberculeux ? 14° me paraissent suffisants ; une température de 18° pourrait prédisposer le malade aux congestions et aux hémoptysies. Le meilleur chauffage est certainement le chauffage à la vapeur à basse pression ou le chauffage au bois dans la cheminée.

Comment éclairer la chambre? L'éclairage électrique est de beaucoup préférable. A son défaut, recourez aux lampes à huile, mais n'utilisez pas le gaz qui chauffe l'atmosphère de la pièce, le vicie chimiquement et le dessèche beaucoup.

Comment meubler la chambre du tuberculeux? Certains médecins recourent à l'installation monacale du sanatorium. Cette simplicité ne convient pas toujours à tous les malades. On peut laisser à la chambre un ameublement très sommaire, mais on peut garder les chaises, les fauteuils et la chaise-longue ; par contre, il faut proscrire les tapis fixes, les alcôves, les coins et recoins, les étoffes sur les murs et les rideaux au lit. Le lit sera garni d'une ou de plusieurs couvertures de laine, préférables aux édredons. Le lit sera découvert chaque jour, et aéré largement, pour que l'air pénètre bien entre les draps, les matelas et les traversins. Telle doit être la composition de la chambre du tuberculeux

Quels *vêtements* doit-il porter ?

Le tuberculeux doit porter des vêtements qui protègent le corps contre la température extérieure. Pour cela, il faut choisir un vêtement perméable à l'air, qui permette d'interposer une couche d'air isolante entre le corps et l'air extérieur. Le vêtement de laine sera préféré au vêtement de coton, de lin ou de toile. Une question très discutée est celle de la flanelle. Doit-on faire porter de la flanelle aux tuberculeux? Le port de la flanelle est excellent dans la marche, dans l'exercice, mais il est moins bon au repos. Il est préférable de vêtir la peau directement d'un gilet de laine à côtes ou perforé de trous pour que l'air puisse y circuler librement ; ce gilet doit avoir des manches. Il est nuisible de faire porter au malade des plastrons épais et des peaux de chat qui le rendent beaucoup plus fragile au froid que les vêtements dont je viens de parler. La chemise sera préférée en coton plutôt qu'en toile ; il faut proscrire les chemises raides, les cols qui serrent le cou comme dans un carcan et qui empêchent la respiration. Dans le même but, vous restreindrez, chez les femmes, l'usage du corset pendant la cure de la tuberculose. Voici maintenant quelques conseils pour l'habillement des hommes : les pantalons seront munis de bretelles et non de ceintures qui pourraient gêner la circulation ; les bas et les chaussettes seront en coton, l'été, et en laine, l'hiver. Le malade ne portera pas de jarretières, mais des jarretelles ; enfin, il aura une coiffure légère où l'air pourra pénétrer facilement. Ce sont là des petits points de détail, qui doivent compter dans la pratique.

J'aborde une question beaucoup plus importante encore, celle de la *vie* du tuberculeux.

La vie du tuberculeux peut se passer soit en cure fermée, soit en cure libre.

La cure fermée, c'est la cure de *sanatorium*. Pendant longtemps on a vanté ses avantages d'une telle façon que, en dehors du sanatorium, il paraissait impossible de traiter un tuberculeux. Aujourd'hui, on tombe peut-être dans l'excès contraire, et on accuse le sanatorium d'une série de méfaits qui sont loin d'être tous prouvés. Si, en 1902 et depuis, je me suis élevé, dans différentes publications, contre l'omnipotence du sanatorium, je dois dire, en toute sincérité, que la cure fermée du sanatorium a, comme la cure libre, ses indications particulières, donnant parfois d'excellents résultats. Certains malades doivent être traités comme des enfants indisciplinés, et, comme on met ces derniers, dès leur jeune âge, au collège ou en pension, on doit confier à la cure fermée, ces tuberculeux d'une indépendance désespérante qui ne veulent en faire qu'à leur guise et dédaignent les conseils les plus utiles. J'ai vu guérir dans les sanatoria tel malade que la cure libre n'avait pu améliorer. Le traitement du sanatorium s'applique encore fort bien aux malades qui ne peuvent effectuer la cure libre, toujours plus onéreuse.

Dans tous les autres cas la *cure libre* me paraît préférable. Elle donne d'excellents résultats chez les malades qui veulent bien se plier aux prescriptions hygiéniques de chaque instant et qui ont une famille intelligente, dévouée et bien éduquée pour les soigner. M. Guiter a fait au Congrès de Nice de 1904, une très belle étude de la cure libre, cure de choix dans le climat méditerranéen. Un malade docile peut, sous la direction constante d'un médecin instruit, tirer un grand bénéfice de cette cure.

Que le tuberculeux soit soigné dans un sanatorium ou dans une cure libre, le *repos* et la *cure d'air* lui sont indispensables. Le malade devra être soumis au repos moral et au repos physique.

Quand je parle de repos moral, il faut bien s'entendre. Je veux dire : pas de travail, pas d'affaires, pas de soucis pour le tuberculeux. Ce sont des conditions difficiles à réaliser, je le sais, et cependant, elles sont indispensables pour obtenir un résultat. Tout tuberculeux qui veut guérir, doit quitter le souci et le tracas des affaires et des occupations ; il doit abandonner tout travail, aussi bien le travail manuel que le travail intellectuel. J'ai pris aussi l'habitude de faire toujours séparer les mères de leurs enfants, qui sont pour elles des causes de tourment d'autant plus grand qu'ils sont plus jeunes. Le tuberculeux doit, en un mot, passer sa vie comme s'il était en vacances complètes pour se reposer. Il devra aussi renoncer à toutes ses ambitions. Pas de concours pour un médecin ou un étudiant tuberculeux, pas de politique pour un bacillaire, c'est pour lui la pire des choses.

Au repos moral il faut associer le repos physique. Le meilleur repos physique est certainement le repos dans la position horizontale qui comporte le relâchement complet de tous les muscles. Le repos doit s'effectuer soit au lit, soit sur une chaise-longue.

La *cure d'air* sera préférable, effectuée en dehors de la maison, dans la position couchée sans faire un mouvement. On l'installera dans un endroit abrité, et le malade restera étendu, soit roulé dans une couverture, soit glissé dans un sac de fourrure avec une boule d'eau chaude aux pieds.

Combien de temps doit durer la cure d'air? Quatre, cinq et six heures par jour en plusieurs fois. Pour que vous puissiez vous rendre compte de l'importance des détails de cette cure, je vais vous indiquer, avec l'autorisation de mon collègue M. Guinard, le règlement de vie du sanatorium populaire de Bligny, et nous verrons comment nous pourrons le modifier dans la pratique.

A Bligny, M. Guinard a établi une *règle* à laquelle peu de malades échappent :

7 heures, lever ;

7 heures et demie, premier déjeuner ;

8 heures, douche et promenade jusqu'à neuf heures ;

9 heures un quart à 10 heures, cure d'air et repos ;

10 heures et demie, deuxième déjeuner, promenade jusqu'à 11 heures et demie ;

11 heures et demie à midi et demie, cure d'air et de repos :

1 heure, dîner ;

2 heures à 4 heures, cure d'air et repos ;

4 heures, collation et promenade :

5 heures et demie à 6 heures et demie, cure d'air et repos ;

7 heures, souper ;

8 heures à 9 heures, cure d'air et repos ;

9 heures, coucher ;

9 heures et demie, extinction des lumières.

Si vous commentez ce règlement, vous voyez qu'il comporte cinq prises d'aliments par jour, un premier déjeuner, un deuxième déjeuner, un dîner, une collation et un souper. Il comprend un séjour au lit de 10 heures par jour ; une cure d'air et de repos de 6 heures en cinq fois, quatre fois une heure, et une fois 2 heures ; puis, 2 heures de promenade en deux fois.

Un tel système est difficilement applicable dans la cure libre, mais on peut faire état de ces données et les modifier dans la pratique courante. On peut augmenter le séjour au lit, faire rester le malade au lit pendant 12 heures, de 9 heures du soir à 9 heures du matin. On lui recommandera de ne pas lire au lit, de se reposer et d'éteindre la lumière. On pourrait conseiller cinq prises d'aliments, la première au lit, à huit heures ; la seconde, à 10 heures et demie, la troisième à midi ; la quatrième, à 4 heures, la cinquième, à 7 heures du soir. Pour la cure d'air et de repos, il faut distinguer, et savoir si le tuberculeux peut se promener ou s'il ne le peut pas. S'il peut se promener, on ferait une cure d'air et de repos, de 9 heures à 11 heures ; l'après-midi, de une à 2 heures, et de 4 à 6 heures.

Ces heures n'ont rien d'absolu et on pourra les varier suivant le climat ; par exemple, dans le climat méditerranéen, la cure d'air de 4 à 6 heures, serait défectueuse, en raison des précautions particulières à prendre au moment du coucher du soleil. Si le malade ne peut se promener, la cure d'air pourra se faire, le matin, de 9 heures à 11 heures et le soir, de une heure à 4 heures. La cure d'air peut encore se faire après dîner, selon le climat.

Les *promenades* sont utiles aux tuberculeux. Le matin, on peut effectuer une promenade de 11 heures et demie à midi, pour exciter l'appétit avant le déjeuner. On peut faire 1 heure et demie de promenade, le soir, de 2 heures à 3 heures et demie, ce qui fera 2 heures par jour de promenade.

Quelles sont les promenades autorisées ?

On peut permettre le transport en voiture, en ayant soin d'abriter le malade contre le vent. Dans la cure méditerranéenne, il est classique d'installer le tuberculeux en landau en le faisant mettre sur le siège de devant et en relevant la partie antérieure de la voiture pour éviter le courant d'air. On peut également autoriser les promenades en automobile, à la condition que la voiture soit fermée, ou que la vitesse soit extrêmement réduite, si la carrosserie est découverte. On a préconisé la cure d'automobile, pour les tuberculeux. Je ne suis pas de cet avis ; j'ai vu des résultats néfastes de cette pratique, se traduisant par des hémoptysies et des poussées fébriles, surtout si l'on avait permis au patient de conduire lui-même la voiture.

La meilleure promenade est incontestablement *la marche* ; c'est un excellent exercice qui développe l'appétit, mais il convient de le faire avec précaution, d'une façon progressive, d'abord pendant 20 minutes, puis pendant une heure, une heure et demie, etc. La marche doit être faite dans des endroits abrités du vent. Le tuberculeux doit se protéger contre l'insolation ; s'il est en plein soleil, le port d'une ombrelle sera indispensable. Il ne faut pas que la marche s'accompagne de fatigue, mais de bien-être.

Pour régler la durée de la marche, on peut scientifiquement se servir du procédé intéressant de M. Vaudremer (de Cannes), tout ennuyeux qu'il puisse être, en étalonnant la température du tuberculeux avant, pendant et après la promenade. Le tuberculeux prend avec soin sa température buccale avant de quitter sa chaise-longue. Il la reprend toutes les cinq minutes et voit à quel moment le thermomètre monte ; à cinq dixièmes d'élévation, il doit s'arrêter ; s'il persiste, la température s'élève bien plus que chez l'homme sain où tout effort musculaire l'augmente un peu, et on ne sait où ce mouvement fébrile s'arrêtera. Enfin, on pourra, dans certains cas, effectuer la marche sur un terrain un peu en pente, et instituer ce que M. Mantoux a appelé la cure de terrain. Cette cure peut donner des résultats satisfaisants en développant le volume du cœur, mais il convient de la faire avec les plus grandes précautions, et en en dosant graduellement les effets.

Dans le cas de tuberculose fébrile, il faut absolument proscrire les promenades, imposer le repos complet au lit et non sur une chaise longue. J'ai vu, il y a quelques années, une malade que le Dr Roux, de l'Institut Pasteur, m'avait prié de suivre, et que nous avons maintenue au lit pendant 5 mois. Elle avait une température de 40°, qui tomba, sans aucun médicament, à 37°, tandis que le poids augmenta de 11 kilogrammes. Cette amélioration ne se maintint pas, par la suite, pour d'autres raisons, et la malade finit par succomber ; mais cela vous montre l'efficacité du repos dans certains cas.

Le tuberculeux doit-il *travailler ?* Une pareille question aurait semblé ridicule et oiseuse, il y a quelques années. Aujourd'hui, où l'on a presque érigé en doctrine le travail systématique du tuberculeux, elle demande à être discutée. Le Dr Paterson, de Frimley, en Angleterre, a transformé son sanatorium en véritable chantier de terrassement et de construction (1) ; les malades apyrétiques, offrant des chances sérieuses de curabilité, y sont entraînés à un exercice d'intensité variable. Cette cure de travail est conseillée au nom d'une idée scientifique, l'auto-tuberculinisation, d'après laquelle un peu de surmenage vaut une injection un peu forte de tuberculine et se traduit parfois par une amélioration secondaire.

Comme le dit le Dr Dumarest qui a installé dans son sanatorium d'Hauteville une petite cure de travail, « le repos systématique ne s'explique pas mieux que la suralimentation systématique ». Il est certain que la cure de repos absolu peut être nuisible à certains malades, comme la cure de travail absolu peut être nuisible à d'autres. C'est une question de mesure. Si beaucoup de phtisiothérapeutes, — et je les approuve, — conseillent la marche qui est, selon l'exacte expression de M. Sabourin, « le véritable exercice

(1) Le Dr Dumarest raconte avec humour sa visite au Dr Paterson à Frimley : « A mon étonnement, dit-il, nous tournâmes immédiatement le dos aux bâtiments pour entrer dans la forêt ; au bout de peu d'instants s'ouvrit une clairière dont les arbres abattus, le sol bouleversé semblaient indiquer un chantier de terrassements en vue de prochaines constructions. Au fond de larges et profondes tranchées, les pieds dans l'eau, une cinquantaine d'hommes, armés les uns de pelles les autres de lourdes pioches ou de brouettes, le buste recouvert seulement de la chemise et les manches retroussées, travaillaient à déblayer de la glaise humide. « Voici nos malades », annonça le Dr Paterson. Nous visitâmes plusieurs importants travaux antérieurement exécutés et, chemin faisant, passâmes en vue d'un long bâtiment de bois en forme de hangar ouvert, encombré d'établis de menuisier, de planches et de madriers. « Ceci est notre galerie de cure, nous dit mon collègue ; elle a été entièrement construite par nos malades ; mais, elle est sans utilité, nous en avons fait un atelier de menuiserie » (*Bulletin médical,* 1909, p. 1061).

Rénon.   3 musculaire qui convient à tous les tuberculeux », et même la marche en pays de montagne, préconisée par le Dr Vinsac d'Amélie-les-Bains, d'autres sont très réservés pour la cure même légère de travail ; parmi ceux-ci, je citerai le Dr Hamant (de Cambo) qui reste fidèle, dans la plupart des cas, à l'absence complète de toute fatigue, procurée seule par le repos absolu.

Messieurs, pour que la cure d'hygiène individuelle donne le maximum de résultats, il faut que le médecin traitant le tuberculeux dresse heure par heure le règlement de vie de son malade, et il importe que ce règlement soit scrupuleusement suivi. Si vous dites les choses à peu près, sans insister sur les détails, vous pourrez être assuré que le malade n'en fera rien. En phtisiothérapie, il n'y a pas de petits détails ; tout compte, et la plus petite chose a la plus grande importance.

Le tuberculeux doit prendre des *soins de propreté* minutieux, des soins de son corps, des soins de sa bouche très particuliers en raison de la contamination buccale qu'il est possible d'exercer.

Peut-on *baigner* les malades atteints de tuberculose pulmonaire ? Faut-il les baigner ?

Oui, on peut baigner les malades atteints de tuberculose pulmonaire. On doit même les baigner, si leur état permet de supporter le bain ; ce dernier est une mesure d'hygiène générale excellente, mais non un moyen thérapeutique, comme dans la fièvre typhoïde. On a proposé jadis la balnéation froide dans la granulie ; j'y suis tout à fait opposé, en ayant vu tous les inconvénients dans des cas où les bains furent donnés par suite d'une erreur de diagnostic.

Dans quelles formes de tuberculose le bain peut-il être utile ? Quelle sera la température de l'eau, la durée et la fréquence du bain ? Est-il préférable de mêler au bain quelques substances médicamenteuses ? Autant de points intéressants à préciser.

En principe, les tuberculeux fébriles dont la température centrale dépasse 38° ne seront qu'exceptionnellement baignés ; la température peut s'élever après le bain chez les bacillaires, et l'effet du bain serait mauvais. Par contre, les tuberculeux non fébriles, quelle que soit l'étendue de leurs lésions pulmonaires, retirent souvent un bénéfice général d'un bain donné à une température de 34, 35, 36° Le bain durera 10 minutes au maximum. Il sera donné le matin, vers 8 à 9 heures, ou de 10 heures et demie à 11 heures, comme le préfère M. Sabourin. Le bain sera répété tous les 4 à 5 jours ou tous les 8 jours. Il est indispensable que la salle de bain soit bien chauffée, sans l'être trop, et que le malade soit essuyé avec un peignoir chaud et frictionné après le bain, avant de regagner son lit. Après une demi-heure de séjour au lit, le malade pourra faire une marche de 15 à 20 minutes avec avantage. Donné de cette façon, le bain est une très bonne mesure d'hygiène pour le tuberculeux ; comme mon collègue, M. Guinard (de Bligny), j'en ai constaté souvent les bons effets.

Y a-t-il intérêt à mêler quelque substance à l'eau du bain ? Les tuberculeux supportent très bien les bains gélatinés. On peut mettre dans chaque bain le mélange suivant qu'on aura préalablement fait dissoudre dans une cuvette d'eau chaude :

Gélatine. . . . .)
Amidon. . . . .)   ââ 250 grammes.

On peut aromatiser le bain en mettant dans l'eau une décoction de 30 grammes de thym, d'eucalyptus ou d'hysope. Chez les tuberculeux éréthiques, on peut utiliser une décoction de tilleul additionnée d'une tête de pavot, ou une décoction de 200 grammes de graine de fénugrec. Chez les malades torpides, on peut employer les feuilles et les fleurs de sauge aux mêmes doses. On peut enfin alcaliniser légèrement le bain, en faisant usage de préférence de sels de calcium. Parmi les sels de chaux solubles, je recours au benzoate et au formiate de chaux, à la dose de 30 grammes pour un bain. Ces deux sels ont : l'un une action tonique, l'autre une action bronchique dont l'effet, quoique minime aux doses employées, n'est pas à dédaigner.

Doit-on *doucher* les tuberculeux ? C'est encore une question très discutée, et sur laquelle les avis sont très partagés.

Daremberg ne voulait pas qu'on douchât les tuberculeux. M. Turban, à Davos, M. Guinard à Bligny, réservent la douche aux bons cas, au bout d'un traitement d'un mois et demie ou deux mois. On donne alors une douche en éventail de 10 à 20 secondes, à la température de 28°, parfois en passant de 28° à 12°. La douche sera suivie d'une friction énergique au gant de crin, puis d'une promenade immédiate pour favoriser la réaction. Une fois par jour, le matin ou le soir, on peut faire frictionner les malades avec de l'alcool à 90°, avec de l'alcool de lavande, du liniment de Rosen, ou de l'essence de térébenthine, en frottant très légèrement. Après la friction humide, faites pratiquer une friction sèche avec une flanelle ou une' serviette rude.

Bien entendu, le tuberculeux doit *s'abstenir de tout sport* ; cela lui serait funeste. Pas de cheval, pas de bicyclette, pas de conduite d'automobile, pas de tennis pour le tuberculeux. Les jeux d'argent sont également préjudiciables à ces malades, en raisons des émotions qu'ils provoquent. J'ai vu des hémoptysies et de la fièvre suivre une partie de poker, de roulette ou de trente et quarante. Les parties de bridge ne sont autorisées que chez les tuberculeux apyrétiques et chez les malades peu nerveux. Il ne peut non plus être question de voyage, en dehors des voyages en mer dont je vous parlerai ultérieurement, et qui peuvent avoir un heureux effet. Dans les longs voyages et les grands déplacements imposés pour la cure d'aire, il y a de grandes précautions à prendre, et il me paraît indispensable que les malades soient couchés ; ne les autorisez que sous cette condition.

Le tuberculeux peut-il *fumer* ? Messieurs, vous savez que je suis convaincu de l'action nocive générale du tabac, et je crois que cette action funeste est même plus sensible dans la tuberculose. Il détermine souvent une laryngite, une pharyngite, une trachéite, et il prédipose aux hémoptysies. Aussi, je défends toujours le tabac aux tuberculeux.

Une question importante et très délicate, que les littérateurs ont rendue brûlante, est celle des *rapports sexuels* des tuberculeux. On a un peu exagéré l'érotisme des tuberculeux ; sans doute, il existe, mais tous ne sont pas les embrasés qu'on a voulu dire. Cependant, comme vous serez fréquemment consultés à ce sujet, que devez-vous répondre ? Pour les femmes, l'abstention complète s'impose, en raison des risques de grossesse, car vous verrez ultérieurement la marche terrible de la tuberculose chez les femmes enceintes. Pour l'homme, c'est différent. On admet toutefois que le coït élève la température de un degré et provoque parfois des hémoptysies. Peters a constaté chez les malades de son sanatorium, après le coït, une élévation constante de température de un demi à un degré et demi, surtout chez les femmes ; il a vu deux morts par hémoptysies survenues dans ces conditions. Vous ne pourrez donner de conseils que d'après l'expérience de chaque cas particulier. Daremberg disait que le coït était moins dangereux entre 9 heures du matin et midi, les tuberculeux ayant moins de tendance à la température et aux hémoptysies dans la matinée que dans la soirée.

Doit-on faire faire aux tuberculeux de la *gymnastique respiratoire* ? C'est là une question qui a été très discutée, à la suite des travaux de M. Rosenthal. Cette gymnastique doit être pratiquée avec grande prudence, car certains malades se montrent absolument intolérants. Faites toujours respirer vos malades par le nez et non par la bouche.

Enfin, je vous donnerai un dernier conseil. Faites prendre la température rectale de vos malades trois fois par jour, le matin, à midi et le soir, et faites-les peser tous les huit jours, en inscrivant soigneusement le poids de chaque semaine.

III

LE TRAITEMENT RATIONNEL *(Suite.)*

L'hygiène prophylactique et la psychothérapie.

L'hygiène prophylactique.
Danger et stérilisation de la toux, des crachats, des garde-robes.
— Désinfection des livres, de la vaisselle, du couvert, des linges,
de la chambre, etc.

La psychothérapie.
Nécessité de la médication morale, en raison de la longue durée du
traitement rationnel. — L'état d'âme du jeune tuberculeux, du
vieux tuberculeux, du tuberculeux qui va mourir.
L'égoïsme et l'optimisme du tuberculeux.
Qualités morales requises pour bien soigner un tuberculeux.

MESSIEURS,

Nous allons terminer aujourd'hui le traitement rationnel
de la tuberculose pulmonaire par l'exposé de l'hygiène
prophylactique et de la diététique du tuberculeux.

Le tuberculeux est, comme vous le savez, une fabrique
incessante de bacilles virulents. Il peut contagionner ses
semblables, ses proches et ceux qui le soignent.

Quelles sont les précautions d'*hygiène prophylactique* à

prendre pour stériliser ces produits, pour faire ce que j'ai appelé, dans mes leçons sur les *Maladies populaires,* la *stérilisation humanitaire* de la tuberculose? C'est ce que je vais vous exposer.

Considérez d'abord que tout tuberculeux qui tousse, crache et va à la garde-robe, *répand* des bacilles autour de lui.

En partant de ce principe, on peut voir comment il est possible de tarir ces diverses sources de produits virulents.

Dans la toux du tuberculeux, il y a projection de parcelles liquides qui se répandent en poussières humides autour de lui, et qui peuvent aller jusqu'à 8o centimètres et un mètre de distance. Si ces poussières humides tombent sur les lèvres d'une personne, elles peuvent être respirées avec l'air et dégluties. Si cette personne est prédisposée à la tuberculose, cela suffit pour l'exposer à la *contagion,* surtout si le fait se répète souvent, car l'accord est fait entre les partisans de l'inhalation et ceux de l'ingestion, dans la genèse de la bacillose.

Les crachats sont une cause fréquence de contagion. Le crachat fourmille de bacilles, et, s'il est recueilli sur des linges, des mouchoirs, des serviettes, il souille ces divers objets. S'il se dessèche, les bacilles secs peuvent se répandre dans l'air de la maison et les poussières de la rue, et contagionner les passants. Le danger devient plus grand, si le malade prend l'habitude détestable de cracher par terre. Notez aussi la fréquence de la tuberculose chez les blanchisseurs qui manient ces linges souillés, fréquence mise en lumière par M. le doyen Landouzy.

Dans les garde-robes, les crachats déglutis par les malades rendent les fèces virulentes et dangereuses, et c'est là une source de contagion qui n'est pas à négliger.

Comment donc faire pour stériliser toutes ces sécrétions et les rendre inoffensives ? Il faut recevoir les crachats dans un récipient spécial et les détruire. Il faut qu'en toussant, le tuberculeux ne puisse pas projeter autour de lui les poussières humides virulentes qui viennent de la salive. Il faut que les garde-robes soient stérilisées. Voyons comment il est possible d'effectuer ces divers moyens de prophylaxie dans la pratique.

Où doit *cracher* le tuberculeux ? Dans un crachoir, crachoir fixe ou crachoir de poche. L'usage du crachoir de poche est excellent. Un bon crachoir de poche, hermétiquement clos, est une chose utile, indispensable même pour le tuberculeux. C'est un moyen pratique de disséminer peu la contagion. Cependant, si le malade est au lit, on peut le faire cracher dans un vase ; mais ce vase ne doit jamais être sec, il doit être rempli au tiers d'un liquide antiseptique, par exemple d'une solution suivante de sublimé :

Sublimé.	2 grammes.
Acide tartrique.	6 —
Eau distillée.	1 litre.

Il faut recouvrir le vase contenant les crachats avec un couvercle, pour que les mouches ne puissent pas se promener sur ses bords et porter des bacilles sur les aliments ou dans la chambre.

Que faire chaque jour de ces récipients, vases ou crachoirs de poche ? Doit-on les jeter tels quels dans les water-closets ? Je ne le conseille pas, parce que des parcelles de crachats peuvent sécher sur les bords de la cuvette et devenir une cause de contagion. Ces déjections peuvent d'ailleurs infecter les égouts. Aussi importe-t-il de stériliser les crachats avant de les évacuer. Vous pouvez les faire bouillir pendant 10 minutes dans une casserole contenant la solution suivante :

Crésyline.	10 grammes.
Carbonate de soude..	10 —
Savon noir.	5 —
Eau.	1 litre.

Si vous ne pouvez pas vous livrer à une pareille cuisine, vous pouvez mettre en contact pendant 12 heures, à froid, les crachats avec la solution suivante :

Carbonate de soude.	200 grammes.
Eau.	1 litre.

Vous pouvez encore utiliser pendant le même temps, comme le recommande M. Vincent, la lessive de soude à 10 pour 1 000.

Les crachats sont alors suffisamment stérilisés pour que vous puissiez les jeter où vous voudrez, sans crainte de contamination.

On peut aussi brûler les crachats du tuberculeux. Il suffit de verser le contenu du crachoir dans une boîte contenant de la sciure de bois et de porter le tout dans un four ou dans un foyer quelconque. M. Barth conseille de faire cracher les tuberculeux dans des serviettes de papier de 10 centimètres carrés ; elles remplaceraient le crachoir et le mouchoir. Ces serviettes seraient mises, chaque fois qu'elles auraient servi, dans une boîte en fer blanc. A la fin de la journée, on brûlerait toutes ces serviettes dans la boîte, et il suffirait de flamber les parois de la boîte pour désinfecter les parcelles contagieuses encore adhérentes à celles-ci.

Que faire pour stériliser les *garde-robes* du tuberculeux? Si le malade va à la selle dans les water-closets, il est préférable de jeter un peu de solution de soude dans la cuvette, avant de laisser les matières tomber dans la fosse d'aisances ou dans le tout à l'égout. S'il va à la selle dans sa chambre, dans un vase ou dans un bassin, il faut mettre les matières en contact avec la solution de soude avant de les jeter ; c'est là un devoir impérieux.

Que faire contre la *toux* du tuberculeux, contre le tuberculeux qui tousse et qui peut projeter des parcelles virulentes autour de lui? Il faut d'abord discipliner cette toux.

ne laisser tousser le malade que lorsqu'il a des mucosités à expulser, puis, quand il tousse, l'obliger à mettre devant sa bouche un petit morceau de ouate hydrophile qui sera ensuite désinfecté dans une solution de soude ou brûlé.

Le tuberculeux ne doit pas mouiller ses doigts avec la salive pour tourner les pages d'un *livre,* car il peut en contaminer les feuillets, et il existe un très grand nombre de malades contagionnés de cette manière dans les archives et dans les bibliothèques.

Il faut encore prendre des précautions contre la *vaisselle* et le *couvert* du tuberculeux. Les fourchettes, les cuillers, les verres, les assiettes ne doivent jamais être remis sur la table avant d'avoir été désinfectés. Pour cela, il suffit de les tremper dans la solution de soude dont je vous parlais et de les faire bouillir pendant 5 minutes. La serviette du tuberculeux ne sera pas roulée et placée dans un rond, mais pliée et incluse dans une petite enveloppe en toile qu'on désinfectera avec le linge. Les *linges* du tuberculeux ne doivent jamais être mis en contact avec le linge de la famille ; il faut les mettre dans un sac, et, au bout de quelques jours, on les fait bouillir dans une lessiveuse avec de la soude, avant de les donner au blanchisseur.

On devra proscrire le *balayage à sec* dans la chambre du tuberculeux ; seul, le balayage humide doit s'effectuer avec des chiffons qu'on désinfectera dans la suite. On pourchassera soigneusement la poussière dans toute la chambre.

Enfin, il sera utile de la faire *désinfecter* à date fixe, tous les 6 mois par exemple. On pourra employer les procédés au formol, dont quelques-uns sont excellents ; on pratiquera le lavage humide de toutes les parties capables d'être lavées, avec la solution de sublimé dont je vous parlais tout à l'heure. On désinfectera de préférence à l'étuve, la literie et les matelas tous les cinq ou six mois.

Telle est, Messieurs, la stérilisation humanitaire pratique de la tuberculose, base de la prophylaxie, pour ceux qui approchent le tuberculeux. Il faut imposer cette hygiène, dans l'intérêt de la famille et de la société, car un tuberculeux qui se soumet à ces diverses opérations, n'est plus dangereux pour les siens, et on n'aura plus aucune crainte de le soigner.

Avec cette prophylaxie « avertie », la médecine actuelle des tuberculeux n'a plus la désespérance de celle de jadis. Selon la belle expression du Pr Landouzy, dans son magistral rapport à la Conférence internationale de la tuberculose de Bruxelles, elle devient « empêcheuse d'infirmités, plutôt que guérisseuse de malades » (1).

*
* *

Messieurs, dans le traitement rationnel de la tuberculose

---

(1) Landouzy. Voies conceptionnelles et transplacentaires de pénétration de la tuberculose ; les prédispositions à la tuberculose du fait de terrains viciés, innés ou acquis, *Revue de la Tuberculose,* décembre 1910, p. 464.

pulmonaire, la *psychothérapie* tient une grande place. Cela s'explique aisément car « le patient tuberculeux curable ou simplement améliorable qui accepte d'être soumis au traitement rationnel de la phtisie doit être averti qu'il s'agit là d'un traitement long » (1). Or, dans un traitement long, il faut au malade « un peu de philosophie » (Sabourin), et au médecin une action puissante sur son malade.

Un médecin convaincu de l'importance de l'influence du moral sur le physique obtient des résultats là où d'autres ont échoué. Quand je parle de psychothérapie dans la tuberculose, je veux dire que le médecin ne doit pas borner son rôle à prescrire une hygiène sévère, mais qu'il doit pénétrer dans l'esprit et dans le cœur de son malade, et qu'il doit être le confident affectueux des bons et des mauvais jours.

Aussi, lui est-il indispensable, au préalable, de connaître l'état d'âme des tuberculeux, d'approfondir pour ainsi dire les défauts de leur cuirasse, de savoir comment on peut gagner toute leur confiance. « C'est en étudiant de près le caractère de chaque malade, dit M. Barth, qu'un médecin digne de ce nom arrive à exercer sur eux cette incitation morale qui ne remplace ni la cure hygiénique, ni l'alimentation substantielle, ni même le tanin et l'arsenic, mais qui favorise et complète leur action (2). »

(1) Ch. SABOURIN. *Traitement rationnel de la phtisie,* 3e édition, 1909, p. 259.
(2) BARTH. La psychothérapie dans le traitement de la tuberculose pulmonaire au début, *Journal des Praticiens,* 1903, p. 730.

Messieurs, l'*état d'âme* des tuberculeux a suscité de très nombreux travaux, parmi lesquels je vous citerai un mémoire de premier ordre, dû à M. Letulle, intitulé : *Essai sur la psychologie du phtisique,* paru dans les Archives générales de Médecine, en 1900. Puis, je vous signalerai des pages charmantes de Daremberg, où cet auteur, qui a suivi des quantités considérables de tuberculeux, raconte ce qu'il pense de leur état. D'après ces auteurs, et d'après ce que j'ai vu personnellement, on doit considérer l'état d'âme du jeune tuberculeux, l'état d'âme du vieux tuberculeux et l'état d'âme du tuberculeux qui va mourir.

Le *jeune tuberculeux* est charmant à voir ; il est gai, plein d'illusions. Il croit à sa guérison prochaine, il en parle avec espérance, non sans une teinte d'égoïsme marqué, mais il suscite l'intérêt autour de lui. Il a des amitiés violentes et des amours heureuses, sans que la fidélité soit sa vertu maîtresse. « Il est, dit Daremberg, le Juif errant de l'affection et de l'amour. » Trois mois après avoir changé de résidence, il ne pensera plus à ceux qui l'ont aimé. J'ai vu de ces idylles sur la Riviera. Dans le charme des promenades par les après-midi ensoleillés, des promesses éternelles s'échangeaient, des liens se nouaient qui criaient l'espoir d'une vie heureuse après la guérison. Jamais on ne se quitterait. Quinze jours après le retour à Paris, quand l'isolement de la famille avait cessé, quand le jeune tuberculeux trouvait d'autres personnes s'intéressant à lui, il n'envoyait ni les télégrammes, ni les lettres qu'il avait promis. C'était l'oubli, et l'oubli définitif.

Le *vieux tuberculeux* n'a plus l'illusion du précédent. Il sent sa décadence, et il en a conscience. Ses tendances innées de caractère s'accentuent, surtout quand elles sont mauvaises ; il devient grognon, irascible, fuyant les consolations, se faisant fuir des consolateurs, car il fait le vide autour de lui. Le devoir, seul, le fait soigner par ses proches. Et cependant, au fond de lui-même, il espère toujours. Il est à la piste de tous les nouveaux traitements de la tuberculose. Il a tressailli au fond de son être, quand Behring, en 1905, est venu dire qu'il guérirait les tuberculeux... l'année suivante. Il y croyait, car il avait eu deux enfants guéris par le sérum antidiphtérique, et il avait foi en son auteur. Seulement, pourrait-il vivre jusque-là ? Il a ravivé toutes ses énergies éteintes et sa volonté de vivre l'a fait durer un an de plus. L'année écoulée, il n'a rien vu venir, qu'une nouvelle déception. Alors, sa déchéance s'est accentuée rapidement. En attendant sa fin, d'un jour à l'autre, dans le mépris général de l'humanité, il lit les troisièmes et quatrièmes pages des journaux, si pleines maintenant des actualités médicales. Il sait qu'il s'agit là de réclame payée, mais qu'importe ? Il y a peut-être une part de vérité dans toutes ces promesses. Alors, du fond de son dernier asile, des hauteurs de la Suisse ou des bords de la

Riviera, il demande, par un télégramme urgent, à un médecin de la grande ville, resté son confident et son ami, de lui donner au plus vite son avis sur le traitement publié la veille dans les dernières feuilles publiques. Quelle angoisse, Messieurs, pour lui répondre !

Le *tuberculeux qui va mourir* présente deux états d'âme différents. S'il se rend compte de sa situation, la fin est atroce, car la terreur est la note dominante, comme celle du vieux tuberculeux dont je viens de vous parler, et comme celle d'une pauvre petite phtisique de mon service d'hôpital qui, chaque matin me répétait qu'elle allait mourir. Son visage exprimait une terreur atroce, sentiment général du tuberculeux qui a perdu toute espérance. Mais généralement, le phtisique ne se rend pas compte de son état, il ignore la gravité de sa maladie et il ne redoute pas l'approche du dernier moment. Aussi se livre-t-il à une série d'espoirs, et beaucoup de ces malades meurent debout, en faisant des rêves d'avenir. « Vous viendrez me voir cet hiver, à Cannes », me disait un de mes malades quand je prenais congé de lui. J'étais au milieu de l'escalier, on me rappelle, il était mort. Beaucoup de tuberculeux qui vont mourir s'attachent à une affection avant de disparaître, et peu importe ce qu'elle est. Ils ne se montrent pas difficiles ; elle les trompe, et « la fin leur est si douce, si un peu d'amour peut leur permettre de mourir dans l'attendrissement » (G. Daremberg).

Tel est l'état d'âme général du tuberculeux. On peut en voir d'autres.

M. Henri Gimbert, auteur d'une thèse très intéressante sur les psychonévroses chez les tuberculeux, signale d'autres états et montre bien que « l'état psychique du tuberculeux est toujours nettement conditionné par son état organique ». Ce n'est pas ici le moment de faire de la médecine mentale et je ne veux qu'ébaucher simplement cette intéressante question. Cependant, si on analyse de près les faits, on peut voir que les deux principaux traits de l'état psychique du tuberculeux sont l'égoïsme et l'optimisme.

M. Letulle a fait voir combien *l'égoïsme* du tuberculeux était féroce. Le phtisique ramène tout à lui ; il faut que tout converge vers sa guérison ; il épuisera les forces de tous les siens, sans tenir compte de leurs fatigues. Il les dérangera, il les fera promener d'un bout de la France à l'autre, pour qu'ils viennent le voir. Dans ce but, il videra leur bourse, sans s'inquiéter et sans s'enquérir d'où vient l'argent. Nous voyons tous les jours des malheureux tuberculeux venir seulement à l'hôpital quand ils n'ont plus le sou chez eux. Ils ont fait appel à toutes les ressources de leur famille pour essayer les différents traitements de la tuberculose, avant de se résoudre à nous demander conseil. Comme le dit M. Letulle : « Jouir de l'heure présente sans vouloir, un seul instant, en calculer les conséquences, sans songer à en connaître les moyens, voilà la principale préoccupation du tuberculeux (1). » On comprend, dès lors, que le tuberculeux ne se donne pas tout entier. Il ne se donne que pour ce qui lui est agréable et pour ce dont il pense retirer profit. La seule chose à laquelle il tienne, c'est à la vie. Le tuberculeux veut vivre à tout prix, et il cherche la vie dans la splendeur de la nature et dans certains climats qui, quoi qu'on dise et qu'on fasse, auront toujours un charme considérable pour lui. Il sera toujours séduit par la beauté du climat méditerranéen ; sous l'influence du soleil et de la lumière, il sentira ses énergies se réveiller, d'où parfois la possibilité d'améliorations véritablement surprenantes.

Le tuberculeux égoïste se laisse aller facilement à l'*optimisme*. Certes ! tous les phtisiques ne sont pas optimistes. Beaucoup ont en eux-mêmes un fond de résignation et de tristesse qui fait peine à voir, mais combien peu il faut pour leur donner des illusions et les ramener à l'euphorie ! Il leur suffira de savoir que tout espoir n'est pas perdu ; alors, de désespérés, ils deviendront optimistes pour une période plus ou moins longue. Chez certains, l'optimisme est né, pour ainsi dire, avec la maladie. Tous les malades optimistes trouvent une explication naturelle aux symptômes les plus fâcheux de leur tuberculose. S'ils sont fatigués, cela tient, pour eux, aux dépressions barométriques. S'ils ont la fièvre,

(1) Letulle. Essai sur la psychologie du phtisique, *Archives gén. de médecine*, 1900, t. II, p. 258.

c'est parce qu'ils ont trop mangé, mais c'est une chose excellente, puisque la suralimentation est une des conditions de la guérison. L'amaigrissement n'a aucune importance ; il tient au changement de climat, il faut s'y adapter. Jamais ils ne mettront ces mauvais symptômes sur le compte pur et simple de leur tuberculose. Messieurs, les médecins eux-mêmes partagent cet optimiste et ne demandent qu'à être trompés. Voici deux exemples, tirés de la thèse intéressante de Béraud (Lyon, 1902) et concernant des étudiants en médecine. « Un médecin, disait l'un d'eux, a fait le diagnostic de la tuberculose pour m'effrayer et me forcer à me soigner. Je n'ai rien, je le sais, mais un homme averti en vaut deux. » « Ce qui m'a le plus ennuyé, disait un autre, c'est qu'on va dire chez moi que je suis devenu tuberculeux en faisant la noce. » Messieurs, si les étudiants en médecine se laissent tromper, les médecins se laissent encore bercer davantage d'illusions, et une tuberculose même avancée devient facilement pour eux une légère atteinte d'emphysème et d'asthme. Un de mes collègues, que j'ai vu disparaître progressivement, mettait sur le compte d'une sclérose arthritique du poumon l'essoufflement produit par deux énormes cavernes des sommets.

Vous le voyez, l'optimisme est un des traits principaux de l'état d'âme des tuberculeux. C'est, comme la langue d'Ésope, la meilleure et la pire des choses. C'est une chose excellente, car elle donne souvent un ressort moral extraordinaire pour le traitement ; mais c'est aussi une chose mauvaise, parce qu'elle permet souvent au malade de ne demander conseil que lorsque les lésions sont déjà très avancées.

Connaissant bien l'état psychique du tuberculeux, le médecin pourra en tirer un large profit pour le traitement. Ce n'est pas, Messieurs, une sinécure que de soigner un tuberculeux. Il faut être toujours sur la brèche pour réparer une faute ou un oubli, et pour donner des conseils. Le *médecin des tuberculeux* doit être patient ; il doit être bon, dévoué ; il doit être ferme et parfois sévère ; il doit être le guide inlassable de tous les instants. Il doit enfin avoir le don de la persuasion. Le tuberculeux se raccroche à la vie par toutes ses moelles. Il veut vivre, vivre toujours. Il faut lui promettre sans cesse qu'il va guérir ; il faut le faire sans trop raisonner et sans trop invoquer la logique des choses et des faits. La persuasion du médecin, en matière de tuberculose, ne sera pas intellectuelle, mais bien pragmatique. Souvent même, la persuasion est insuffisante, et c'est à l'affirmation qu'il faut avoir recours. Le tuberculeux ne demande qu'à être trompé sur son état. Pourvu qu'on lui parle d'espoir, de guérison, peu importent les moyens que le médecin emploie, s'ils réussissent. « Lorsqu'on désire, dit La Bruyère, on se rend à discrétion à celui de qui l'on espère. » Cela est si vrai ! Si le malade a confiance en son médecin, si celui-ci a foi dans sa thérapeutique, la lutte s'engage dans des conditions qui décident souvent de la victoire. Que de fois j'ai vu une simple consultation remonter un malade pour deux ou trois mois, et des malades venant demander trois ou quatre fois par an aide et confort au médecin dans lequel ils avaient confiance, s'améliorer d'une façon progressive !

« L'espérance, toute trompeuse qu'elle est, sert au moins à nous mener à la fin de la vie par un chemin agréable. » Rien n'est plus vrai en phtisiothérapie que cette maxime de La Rochefoucauld.

Messieurs, en présence d'une tuberculose à marche rapide, d'une tuberculose chronique ulcéreuse à la troisième période, d'une tuberculose diabétique si rarement curable, vous n'emploierez pas un traitement sévère et vous serez bons et indulgents pour vos malades. A quoi bon les tourmenter ? On peut même leur donner les satisfactions qu'ils désirent, encore qu'elles puissent apparaître dangereuses. Il y a quelques années, j'étais appelé dans le midi de la France auprès d'un tuberculeux à la dernière période et dont la fin paraissait imminente. Ce malheureux n'avait qu'un désir : rejoindre les plaines du Nord où s'était écoulée son enfance. Après une longue discussion, je résolus d'autoriser ce voyage. Il fut extrêmement pénible, le malade faillit succomber en chemin de fer, à l'approche de Paris. Mais, voyez le résultat. Alors que, d'après les pronostics les plus rationnels, nous ne donnions à ce malade que quelques jours de vie, il ne succomba que deux mois après le déplacement qu'il désirait ardemment.

Donc, quand vous serez sollicités d'accorder une satisfaction à ces infortunés, songez toujours à l'influence morale qu'elle peut avoir sur leur état. Vous obtiendrez souvent, de la satisfaction de leurs désirs, une augmentation de la durée de leur vie. Le seul devoir du médecin est de conduire ces malheureux au tombeau, sans qu'ils s'en aperçoivent, en masquant jusqu'au bout la vérité, en cachant sous des fleurs l'approche du dernier moment.

Manibus date lilia plenis,

selon la belle expression de Virgile.

IV

LE TRAITEMENT RATIONNEL *(Suite et fin.)*

La diététique.

La réaction contre la suralimentation et la zomothérapie.

Les besoins nutritifs du tuberculeux. — Recherches de M. Laufer, de M. Marcel Labbé ; expériences de MM. Lannelongue, Achard et Gaillard.

La physique alimentaire. — Nécessité de varier le régime alimentaire des tuberculeux.

La diététique pratique des tuberculeux. — Les menus de M. L. Guinard au sanatorium populaire de Bligny. — Importance de la gastronomie dans la diététique.

MESSIEURS,

Dans le traitement rationnel de la tuberculose, la diététique tient une très grande place. Jadis, l'alimentation avait fait place à la suralimentation (1). Depuis 10 ans, j'ai mon-

(1) Dans mes conférences sur le *Traitement pratique de la tuberculose pulmonaire*, j'ai noté le fait d'un tuberculeux pulmonaire à la dernière période auquel on faisait ingérer par jour :

Deux litres de lait, douze œufs, quatre cents grammes de viande crue, deux cents grammes de jus de viande, deux tranches de jambon, deux à trois sartré *les méfaits d'une suralimentation systématique,* et l'utilité d'une alimentation supplémentaire raisonnée chez les tuberculeux. Tous les phtisithérapeutes et tous les diététistes sont aujourd'hui de cet avis. J'en dirai autant de la *zomothérapie* qui avait une base scientifique expérimentale réelle chez les carnivores, mais qui, systématiquement utilisée chez l'homme omnivore, donna des résultats déplorables dans la pratique.

Dans un traitement scientifique rationnel de la tuberculose, l'alimentation doit répondre aux besoins nutritifs exacts des malades.

Examinons les *besoins nutritifs du tuberculeux,* après avoir jeté un coup d'œil sur le bilan nutritif de l'homme normal.

A l'*état normal,* l'équilibre nutritif est réalisé quand le poids de l'individu demeure invariable, quand l'équilibre azoté et l'équilibre carboné sont constitués. Pour maintenir cet équilibre nutritif, il faut faire absorber à un homme de poids moyen, ne travaillant pas, mais se livrant à un exercice modéré, de 2 200 à 2 700 calories par jour. Si l'homme travaille manuellement, le nombre des calories indispensables monte de 3 000 à 4 000. Pour M. Laufer, il faut de 36 à 39 calories par kilogramme de poids, si le

dines, cent grammes d'huile de foi de morue, trois cents grammes de bouillon, une purée de pomme de terre, du café, du chocolat et un petit verre d'anisette. Ce régime représentait environ 5 000 à 6 000 calories par jour !

malade marche un peu, et de 3o à 35 calories, si le malade reste couché. Ces calories peuvent, en raison du principe de l'isodynamie, être empruntées aux hydrates de carbone, aux graisses, aux substances protéiques, aux albuminoïdes qu'on peut remplacer les uns par les autres. Mais l'homme ne peut pas consommer uniquement des graisses, des hydrates de carbone et des substances protéiques. Un régime convenable doit comprendre, selon les physiologistes, 100 grammes de matières protéiques, 55 grammes de graisse, 45o grammes d'hydro-carbones, plus de l'eau, des substances minérales, des phosphates et des chlorures.

Chez le *tuberculeux*, le bilan nutritif est tout autre que chez l'homme normal. Il a été étudié par M. Laufer dans une série de notes successives. « Il faut environ 45 calories par kilogramme, non seulement pour arriver à l'équilibre azoté, mais encore pour épargner une certaine quantité d'azote (1). » Un tuberculeux a besoin d'un tiers en plus de la ration ordinaire pour couvrir ses besoins. Il lui faut, par jour, 2 700 calories environ pour 6o kilogrammes de poids corporel, tandis que des régimes de suralimentation donnent jusqu'à 4 ooo, 5 ooo et 6 ooo calories. Le chiffre de 45 calories par kilogramme est une moyenne. Chez certains malades, il faut moins ; 4o calories, 35 calories et même

(1) Laufer. L'alimentation rationnelle du tuberculeux, *Revue de la tuberculose,* février et avril 1904.

30 calories ont suffi pour faire engraisser un tuberculeux de 3 850 grammes en 45 jours et de 4 100 grammes en 70 jours ; ces malades utilisent mieux la ration alimentaire que les autres. Parfois, il faut un nombre de calories plus élevé, mais jamais un nombre excessif ; car, si on dépasse 45 calories par kilogramme, des troubles éclatent. Si l'on donne plus de 80 à 100 grammes de graisse par jour, on trouve dans les fèces des graisses non absorbées, les malades présentent des signes de gastro-entérite, et ils perdent l'appétit pour les autres aliments. Il ne faut pas dépasser 300 grammes de matières albuminoïdes ; sinon, cette alimentation n'est plus supportée et détermine des troubles digestifs et une perte de l'appétit. J'en dirai autant des hydrates de carbone, dont la quantité ne doit pas dépasser 350 à 400 grammes.

Telle doit être la ration normale du tuberculeux, ce que M. Laufer appelle l'*alimentation rationnelle* du tuberculeux, ce que j'appelais, depuis quelques années, l'*alimentation supplémentaire raisonnée*. La clinique était, sur cette question, arrivée aux mêmes résultats que l'expérimentation.

Un régime moyen de tuberculeux doit donc comprendre 2 grammes d'albumine par kilogramme, 1 à 2 grammes de graisses, 4 à 5 grammes d'hydrates de carbone, et 0^{gr},30 à 0^{gr},50 d'alcool. Ce régime pourra se composer de 105 grammes de matières albuminoïdes, de 50 grammes de graisses, de 270 grammes d'hydrates de carbone, et de 24 grammes d'alcool (Marcel Labbé) (1).

M. Laufer propose aussi d'utiliser le *sucre* dans l'alimentation des tuberculeux, car il trouve que le sucre a une action d'épargne de l'azote plus marquée que les graisses, une action plus marquée qu'elles sur le poids et sur les forces, et une action sur l'élimination des phosphates en la diminuant. En ajoutant à la ration alimentaire ordinaire, 6 à 10 morceaux de sucre par jour, soit 60 à 90 grammes de sucre, M. Laufer obtient une augmentation de poids de 20 à 100 grammes par jour. Il conclut sa très intéressante étude, en disant : « La qualité des aliments est au moins aussi importante à considérer, dans l'alimentation des tuberculeux, que la quantité, et au point de vue quantitatif, il ne faut accepter ni une alimentation trop prédominante ou exclusive, ni la suralimentation systématique et forcée (2). »

L'expérimentation sur l'animal donne-t-elle des résultats dont on puisse tenir compte dans la pratique pour l'alimentation des tuberculeux?

Oui, Messieurs, des expériences rapportées par MM. Lannelongue, Achard et Gaillard, le 11 novembre 1907, à l'*Académie des Sciences,* fixent des points intéressants de cette question.

---

(1) Marcel LABBÉ. *Régimes alimentaires,* 1910, p. 467.
(2) LAUFER. Suralimentation et alimentation rationnelle des tuberculeux, *Gazette des hôpitaux,* 18 décembre 1906.

MM. Lannelongue, Achard et Gaillard prennent 60 cobayes mâles, pesant 800 grammes chacun en moyenne, et les répartissent en 3 lots de 20 cobayes. Ces animaux sont tous soumis pendant 11 jours à l'alimentation uniforme suivante : 40 grammes de pommes de terre et 10 grammes de pois par cobaye. Puis on ajoute à la ration ordinaire une ration supplémentaire de 9 grammes de beurre pour le premier lot de 20 cobayes, de 20 grammes de sucre pour le deuxième lot de 20 cobayes, et 20 grammes de gluten pour le troisième lot de 20 cobayes. Chacun des cobayes est donc alimenté, en plus de la ration ordinaire, par des substances qui comprennent des graisses, des hydrates de carbone et des matières azotées, le tout répondant à peu près à 145 calories par cobaye.

On s'assure que les animaux supportent bien leur alimentation et qu'ils n'en éprouvent que des variations de poids insignifiantes. Puis, on les inocule tous, le même jour, dans la plèvre droite, avec un tiers de centimètre cube de la même émulsion de bacilles tuberculeux.

Que sont devenus ces trois lots de cobayes?

Le premier lot, soumis au régime du beurre, a disparu au bout de 40 jours; le second lot, mis au régime du sucre, disparaît au bout de 87 jours; le troisième lot, mis au régime du gluten, ne disparaît qu'au bout de 371 jours. Ceci vous montre, en partant du cobaye, l'influence de l'alimentation azotée végétale sur la tuberculose, car le gluten se compose, d'après M. A. Gautier, de gluten-caséine, véritable caséine végétale, insolubles dans l'alcool, de gluten-fibrine, de gliadine et de mucédine, solubles dans l'alcool.

Notez la mauvaise influence des graisses sur l'alimentation expérimentale du tuberculeux, influence que M. Laufer avait fait connaître dans ses expériences sur l'homme.

Enfin MM. H. Labbé et Vitry, par des recherches chimiques précises et longuement suivies, ont montré au récent Congrès de Physiothérapie que la quantité d'azote réellement utilisable chez les tuberculeux est assez faible et qu'elle demeure constante. Il n'y a donc aucun avantage à leur faire prendre de trop grandes quantités d'albumine, puisque la quantité réellement utile ne peut être augmentée.

Malgré toutes ces recherches très intéressantes, comme le fait remarquer M. Marcel Labbé, nous sommes encore mal renseignés sur les besoins organiques du tuberculeux. Il ne faut pas oublier que ces besoins varient selon que le tuberculeux pèse le poids normal, pèse plus que le poids normal ou moins que le poids normal. L'alimentation des tuberculeux doit donc être substantielle, reconstituante et adéquate aux besoins de l'organisme. Quand la suralimentation est nécessaire, elle doit être sélectionnée, périodique et interrompue (1).

(1) Marcel LABBÉ. Alimentation dans la tuberculose, *Régimes alimentaires*, 1910, p. 465.

Avant d'entrer dans la pratique de l'alimentation des
tuberculeux, je dois encore vous faire une remarque. On
parle beaucoup de donner aux tuberculeux des aliments
nutritifs. On demande de les donner sous un petit volume
pour ne pas fatiguer leur estomac et troubler les fonctions
digestives. Volontiers, on irait presque jusqu'à faire absorber à ces malades le maximum de calories, en allant jusqu'au bout de l'isodynamie alimentaire et même jusqu'à la
fameuse pilule de Berthelot, supprimant les élaborations
chimiques digestives. Ce serait une erreur absolue, car,
en plus des calories, il faut encore tenir compte dans l'alimentation du tuberculeux de la *physique alimentaire,* dont
M. Léon Vincent (de Lyon) a bien montré toute l'importance. Le travail digestif commence et se poursuit, grâce
aux propriétés excito-motrices de l'aliment. Celles-ci tiennent plus à son état physique qu'à la composition chimique. Il faut tenir compte de la masse des aliments et de
leur densité. En clinique, on voit des variations très grandes d'un individu à l'autre. Au point de vue physiologique,
certains individus se nourrissent avec peu d'aliments, et
d'autres, avec beaucoup plus, en raison des besoins particuliers d'excitation des glandes digestives.

Dans la pratique médicale courante, pour satisfaire à ces
besoins nutritifs des tuberculeux, l'uniformité de leur alimentation est encore la règle, et la variété l'exception. On
voit couramment des tuberculeux condamnés à ne pas

sortir d'un cercle restreint d'aliments composé de viande crue, de bouillon, d'œufs et de lait. Le cycle des repas ramène toujours ces mêmes aliments aux mêmes heures. Au bout de quelque temps de cette alimentation monotone, un dégoût invincible et une anorexie profonde s'installent, conduisant le patient à l'achylie gastrique et à la dyspepsie.

Si l'on tient compte des conditions physiologiques de la sécrétion gastrique, on conçoit combien une telle manière de faire est contraire à toutes les règles des réflexes stomacaux. La gustation est le point de départ du réflexe sécrétoire gastrique, et la sécrétion psychique est bien connue depuis l'expérimentation par le repas fictif. Chez les tuberculeux, cette sécrétion est manifestement augmentée par la variété des aliments qui excite l'appétit beaucoup mieux que toutes les drogues apéritives. Chez eux, comme chez ces prospecteurs dont parle Ali-Bab dans son excellent traité de *Gastronomie pratique,* la moindre innovation dans la préparation des mets est accueillie avec joie, si « elle procure une tentation gustative tranchant sur la monotonie habituelle » (1). Aussi des phtisiothérapeutes comme MM. Guinard et Sabourin n'ont-ils pas hésité à varier le plus possible les menus de leurs malades.

Dans une diététique scientifique pratique de la tuberculose, il faut donner aux malades toute une gamme variée

____

(1) Ali-Bab. *Gastronomie pratique,* 1907, p. 2.

de préparations culinaires isodynames, capables d'exciter leur appétit, de produire une sécrétion suffisante de leurs sucs digestifs et de réaliser leurs besoins nutritifs sans une suralimentation systématique et nocive (1).

Il faut encore tenir compte, dans une diététique scientifique de la tuberculose, des besoins minéraux de l'organisme pour maintenir son équilibre minéral. Pour ne pas répéter deux fois les données de la déminéralisation des tuberculeux, dont je vous entretiendrai en vous parlant de la chimiothérapie, qu'il me suffise de vous dire que le tuberculeux a besoin d'un supplément de fer, de silice, de carbonates et de phosphates de chaux et de magnésie.

*
* *

Comment, Messieurs, avec toutes ces données, établir la *diététique scientifique pratique* du tuberculeux ?

On peut l'établir de deux manières, soit *en augmentant ou en variant la quantité des aliments ordinaires*, soit *en suppléant à la quantité par la qualité*.

Quel est le système préférable ? Ils sont bons tous les deux. Si le tube digestif fonctionne bien, si l'appétit est conservé, il suffira d'augmenter la quantité en faisant prendre cinq prises d'aliments, au lieu de trois par jour,

---

(1) Louis RÉNON. De la nécessité de varier le régime alimentaire des tuberculeux, *IIIᵉ Congrès international de Physiothérapie*, Paris, avril 1910.

et de donner n'importe quels aliments, en les variant. Voulez-vous des exemples tirés de la pratique de M. Guinard, au Sanatorium populaire de Bligny ?

Voici les *menus* de printemps et d'été, avec lesquels le Dr Guinard guérit ses malades.

MENU DU 28 AVRIL 1909.

Premier déjeuner.
Café au lait.
Petit pain.

Deuxième déjeuner.
Lait.
Thé.
Camembert

Dîner.
Potage aux croûtons.
Galantine.
Nouilles napolitaines.
Gigot rôti.
Abricots au sucre.

Collation.
Café ou thé au lait.
Pain et beurre.

Souper.
Julienne au riz
Purée de pois.
Rosbif grillé.
Pommes sautées.
Fromages.

Menu du 20 aout 1909.

Premier déjeuner.
Café au lait.
Petit pain.

Deuxième déjeuner.
Lait.
Camembert.

Dîner.
Soupe bourgeoise.
Pâté d'Italie.
Haricots panachés.
Rouelle de veau.
Salade.

Collation.
Café ou thé au lait.
Pain et beurre.

Souper.
Croûtes au pot.
Navets sautés.
Bœuf au miroton.
Macaroni au gratin.
Fruits cuits.

Menu du 28 mars 1909.

Premier déjeuner.
Café au lait.
Petit pain.

Deuxième déjeuner.
Lait.
Sardines.

Dîner.

Potage tapioca.
Bœuf nature.
Purée de pommes.
Gigot piqué.
Salade.
Tartelettes aux fruits.

Collation.

Café ou thé au lait.
Pain et beurre.

Souper.

Potage tapioca.
Jambon.
Purée de haricots.
Filet cresson.
Pruneaux.

Messieurs, si je vous ai cité ces menus, c'est pour vous montrer combien M. Guinard varie l'alimentation de ses malades (1). Il n'a pas recours, vous le voyez, à des aliments extraordinaires ; il emploie ceux que nous utilisons tous les jours sur notre table, mais il en augmente la quantité.

(1) Dans un des sanatoria privés de France dirigé par un phtisiothérapeute du plus grand mérite, les menus sont aussi variés. Je note au hasard le menu d'un déjeuner et d'un dîner :

Déjeuner : Salade de bœuf, tomates, beurre, œufs au plat, gnocchis au gratin, filet de porc à la Vichy, purée lactée, entrecôte Mirabeau, salade, fraises au Banyuls, desserts.

Dîner : Potage crème princesse, côtelettes de volaille ravigote, longe de veau jardinière, choux-fleurs au beurre, aloyau rôti cresson, salade, pots de crème chocolat, desserts.

« Aux Sanatoriums de Bligny, dit M. Guinard (1), nous ne faisons pas de suralimentation ; les malades sont soumis au régime ordinaire, aussi varié que possible, et nous évitons toute addition inutile d'œufs, de viande crue, etc. Les œufs et la viande crue ne sont donnés que sur ordonnance spéciale, chez les malades dont la nutrition faiblit et pour lesquels il semble que ce régime pourra être utile. Au repas de 10 heures et demie, on met sur la table une infusion chaude de thé léger avec du lait ; c'est la boisson que les malades doivent prendre en même temps qu'ils reçoivent soit du thon, des sardines, du fromage ou du saucisson. Ce petit repas de 10 heures et demie, intercalé entre le premier déjeuner qui a lieu à 7 heures et demie et le principal repas d'une heure, nous paraît nécessaire pour éviter de laisser les malades pendant trop longtemps sans rien prendre, ce qui les amènerait à avoir trop faim et à manger trop copieusement dans le milieu du jour. A 4 heures, on met sur la table une infusion de thé, de café et un peu de lait. Nous engageons les malades à prendre surtout une infusion chaude et peu de lait. »

Chez les tuberculeux dont le tube digestif fonctionne bien, vous pourrez vous inspirer de cette manière de faire, en variant les aliments.

Si le tube digestif fonctionne lentement, si le malade a

(1) Communication écrite.

moins d'appétit, on peut recourir à une *qualité différente*
des aliments et diminuer le nombre des repas à quatre, en
utilisant les substances que nous allons passer en revue,
aliments gras, aliments azotés, hydrates de carbone, aliments
vecteurs de sels minéraux.

Quels *aliments* allons-nous conseiller ?

L'huile de foie de morue, préparation excellente quand
elle est tolérée, peut être donnée à la dose de 4 à 5 cuillerées à soupe par jour, sans aller au delà. Si le malade a
une répugnance invincible pour elle, cessez-la de suite.
Donnez la préférence aux huiles ambrées ou blanches,
plutôt qu'aux huiles brunes, essayant de vous assurer
de la pureté du produit, car il n'y en a pas de plus
falsifié que celui-ci. Vous pouvez employer la viande crue,
mais en quantité très modérée, à la dose de 50, 100 et
150 grammes par jour, dose maxima que je ne vous conseille pas de dépasser. La viande ne doit pas être choisie
indifféremment ; le bœuf est à rejeter, à cause de la possibilité d'infection par le ténia ; il faut prendre de la viande
de cheval ou de mouton, de préférence le gigot ou le
carré. Vous ferez subir ensuite trois manipulations à cette
viande : le raclage au couteau, la trituration en la pilant
dans un mortier et la filtration à travers un tamis fin.
Vous faites prendre la viande crue roulée en boulettes dans
du bouillon tiède ou froid, dans des confitures d'orange

ou en la mélangeant à de la purée de pommes de terre, de pois ou de lentilles.

Voici, Messieurs, deux formules tirées de l'ouvrage excellent de M. Martinet sur les *Aliments usuels* qui peuvent servir à masquer le goût de la viande crue, la conserve de Damas et la marmelade de viande.

Conserve de Damas.

Filet de bœuf pulpé..	6o	grammes.
Sel marin..	1	—
Gelée de fruits.	5oo	—

(A manger à la cuillère.)

Marmelade de viande.

Viande crue râpée.	1oo	grammes.
Sucre pulvérisé.	5o	—
Vin de Bagnols.	5o	—
Teinture de cannelle.	3	—

(A manger à la cuillère.)

Vous pourrez avoir recours dans l'alimentation du tuberculeux au maigre de jambon, aux volailles, au pigeon, au poulet, à la dinde, à la pintade, à la viande de veau, sauf à l'époque des grandes chaleurs, au bœuf, au mouton, aux poissons, surtout aux poissons maigres à chair fine comme la sole, le merlan, le brochet, la limande et le colin, excellent poisson, très nutritif et peu coûteux. Vous pouvez employer les huîtres pourvu qu'elles soient d'une provenance sûre et qu'elles ne courent pas le risque de donner la fièvre typhoïde.

On peut recourir aux œufs, œufs de poule dont on ne

donnera pas plus de six par jour, et aux œufs et à la laitance de certains poissons, comme ceux du hareng qui ne sont pas toxiques.

Le lait est un bon aliment pour les tuberculeux, à la condition qu'il n'existe pas de lésions de l'intestin, auquel cas, comme dans presque toutes les entérites, le lait est en général mal supporté. Il est aussi des tuberculeux qui ne tolèrent pas le lait pur et total et auxquels il faut donner le lait écrémé par centrifugation, souvent mieux toléré que le lait gras. Le lait d'ânesse et le lait de chèvre peuvent être aussi utilisés avec profit. Faut-il faire bouillir le lait? Si l'on n'est pas sûr du lait employé, il faut le faire bouillir; si l'on en est sûr, il vaut mieux éviter l'ébullition qui a le grand inconvénient de tuer les ferments du lait et de le rendre beaucoup moins digestible. Le lait idéal serait le lait vivant et stérile, pris sur une vache ayant subi l'épreuve de la tuberculine et recueilli d'une façon aseptique, avec les précautions rigoureuses qui servent à la prise du sérum des animaux dans les laboratoires. Quelques instituts lactogènes adoptent cette manière de faire, et il faut souhaiter leur développement et leur extension. On peut faire usage du lait fermenté, du Kéfir, n° 2, du lait caillé.

Les légumes ont une grande importance dans l'alimentation du tuberculeux. Vous pouvez utiliser les céréales : l'avoine, l'orge, le blé diversement préparés dans des potages, des décoctions variées.

Voici la recette d'une décoction de céréales due à M. Martinet, qui s'inspire des idées de M. Springer sur l'utilité alimentaire de ces substances.

Prenez une cuillerée à soupe de froment, d'avoine, d'orge, de seigle, de maïs et de son, faites-les torréfier, puis vous les ferez moudre dans un moulin à café ordinaire. Ajoutez ensuite un litre d'eau, faites bouillir pendant 2 heures, jusqu'à réduction de moitié, passez, ajoutez la quantité d'eau suffisante pour faire un litre.

Vous avez une décoction bonne au goût que vous pourrez faire prendre dans les 24 heures.

Vous pourrez employer le riz qui rend de très grands services quand il est bien préparé, et quand les grains restent bien séparés les uns des autres, après la cuisson. Vous donnerez les pâtes alimentaires avec œufs ou sans œufs, selon la méthode de M. Combe, de Lausanne ; vous pourrez recourir aux nouilles, au macaroni, au vermicelle, aux pâtes d'Italie, à la semoule, au tapioca, aux divers gniocchis.

Les légumineuses peuvent rendre de grands services dans l'alimentation des tuberculeux. Utilisez les pois, les haricots blancs et rouges, les lentilles, les semences de fénugrec qui, à la dose de 10 et 15 grammes, cuites dans 300 à 400 grammes de lait, forment une excellente préparation un peu mucilagineuse, très nutritive et très digestive.

Vous pouvez employer les légumes verts, les oignons, les

carottes, les navets, le cresson, les choux de Bruxelles, les choux verts et rouges, les salades cuites. Vous pouvez donner les pommes de terre sous toutes les formes, les aliments gélatineux très nutritifs, d'après le Pr Albert Robin, les gelées de fruits, la tête de veau, les pieds de mouton, les bouillons de jarret de veau.

Dans le dessert, donnez très peu de gâteaux, évitez les tartes à la crème et les Saint-Honoré qui peuvent être toxiques, en raison des altérations si fréquentes du blanc d'œuf.

Les fromages, comme vous l'ont montré les menus de M. Guinard, peuvent et même doivent entrer dans l'alimentation des tuberculeux. Parmi les divers fromages, il faudra donner la préférence aux fromages frais, au Brie, au Camembert et au fromage de Gruyère ; le Gorgonzola et le Rocquefort ne sauraient être conseillés avec profit.

Parmi les fruits, on peut donner les prunes de Reine-Claude, les pommes, les pêches, les dattes, les figues, les bananes, le raisin ; les autres fruits comme les poires, seront servis cuits, de préférence, réduits en marmelade.

Peut-on donner des glaces aux tuberculeux ? Elles ne sont pas contre-indiquées, à la condition qu'elles ne soient pas trop froides, qu'elles soient faites avec des produits naturels, et non pas avec des essences toxiques.

Quelle *boisson* doit prendre le tuberculeux ? Le vin rouge serait excellent, en raison du tanin qu'il renferme ;

malheureusement, il est mal supporté par les estomacs dyspeptiques. Si le vin rouge, coupé d'eau légère, comme l'eau d'Évian ou l'eau d'Alet, n'est pas toléré, donnez un peu de vin blanc, ou de l'eau coupée d'un peu de bière, d'extrait de Malt de préférence. Si cette dernière boisson n'est pas tolérée, recourez aux eaux minérales un peu ferrugineuses comme Pougues, Bussang et Coudes qui peuvent rendre des services. Vous pouvez aussi faire prendre aux tuberculeux ces jus de raisins frais stérilisés, très à la mode aujourd'hui, et qui peuvent avoir une action laxative contre la constipation que vous devez éviter à tout prix.

Quelques précautions sont à recommander dans l'alimentation des tuberculeux. Il ne faut pas trop laisser boire les malades au moment des repas, pour ne pas diluer à l'excès leur suc gastrique. Si le malade est fébrile, il faudra restreindre l'alimentation du soir, et veiller à ce qu'elle ne soit pas excitante. Recommandez à vos tuberculeux de bien mastiquer et de bien insaliver les aliments, de manger lentement. C'est là un conseil utile, en raison de l'action mécanique et réflexe de la mastication qui amène la sécrétion d'une quantité abondante de salive. « Un individu qui mastique insuffisamment ses aliments, dit M. Martinet, est toujours un dyspeptique. » Il faudra faire grande attention à la mastication et prendre aussi grand soin des dents de vos malades.

Tenez compte, Messieurs, dans l'alimentation, des besoins

particuliers en *sels* des tuberculeux, sels que vous trouverez dans les végétaux suivants ;

Les pommes de terre sont riches en fer, en chaux, en magnésie, en soufre. Les pois sont riches en fer, en chaux, en magnésie. Les lentilles sont riches en fer et en silice. Les épinards sont riches en fer. Les choux, surtout les feuilles vertes, sont riches en fer et en chaux. Les haricots blancs et les haricots rouges sont riches en fer. Les fèves sont riches en silice. Les cerises sont riches en fer et en soufre.

Songez que toutes les légumineuses sont riches en matières albuminoïdes, car elles en contiennent plus de 20 pour 100, et usez-en largement dans l'alimentation de vos malades.

Voilà, Messieurs, ce que je désirais vous dire de la diététique scientifique pratique des tuberculeux dans le traitement rationnel de la maladie. Mais quand vous aurez utilisé ces principes, quand vous aurez alimenté vos malades avec discernement, avec choix, selon leurs capacités digestives, votre rôle ne sera pas terminé. Vous devrez encore vous faire cuisiniers. Certes, je ne vous conseillerai pas de tenir la queue de la poêle, mais vous devez dire ce qu'il convient de mettre dedans.

La *gastronomie* est importante à connaître, et comme le dit Ali-Bab, elle n'est « pas appréciée à sa valeur, en raison des préjugés qui font considérer les connaissances humaines comme appartenant à un ordre d'autant plus élevé qu'elles sont moins utiles » (1). Feuilletez avec vos malades les livres de cuisine. Dépistez ensemble les secrets des petits pois à la crème et aux carottes, de la truite saumonée braisée, du poulet à l'étoile, des bouchées aux huîtres, des tartes de riz à la citrouille, etc. (2). Combinez les menus avec les malheureux tuberculeux, en les variant le plus possible. Vous leur communiquerez une puissance apéritive supérieure à celle produite par bien des drogues. Vous viendrez souvent à bout d'anorexies rebelles.

Faites l'expérience. Un jour où vous n'aurez pas faim, parcourez lentement un bon traité de gastronomie, et, une demi-heure après, vous vous mettrez à table avec un réel appétit (3).

Tel est, Messieurs, le traitement rationnel simple, base de tous les autres traitements scientifiques pratiques de la tuberculose pulmonaire.

(1) ALI-BAB. *Loco citato,* 1907, p. 1.

(2) Consultez à ce sujet la *Gastronomie pratique* d'Ali-Bab (1907), l'*Alimentation et la cuisine rationnelles dans le monde* du Dr Monteuuis (1907), la *Table du végétarien* (1905), les *Régimes* du Dr de Grandmaison (1909), et le *Précis d'alimentation rationnelle* du Dr Pascault (1910).

(3) L'importance pratique de la gastronomie dans la diététique des tuberculeux, que j'avais mise en évidence dans mes conférences sur le *Traitement pratique de la tuberculose pulmonaire* (1908), a été reprise par M. Marcel Labbé dans son excellent ouvrage, les *Régimes alimentaires* (1910). Mon distingué collègue n'a pas craint d'insister avec juste raison sur la « Cuisine des tuberculeux », donnant quantité de recettes utiles pour l'alimentation des malades (p. 548).

V

LE TRAITEMENT BIOLOGIQUE « SPÉCIFIQUE »
PAR LES SÉRUMS

Messieurs,

Nous arrivons maintenant aux médications *biologiques dites spécifiques* par les sérums et les tuberculines. Dans le traitement scientifique pratique de la tuberculose, ces médications sont celles qui se rapprochent le plus de la science. Elles sont basées sur l'emploi de produits issus du bacille de Koch ou de ses cultures, produits utilisés soit directement, soit par l'intermédiaire du passage à l'animal dans une sérothérapie analogue aux sérothérapies antidiphtérique, antitétanique, antipesteuse, antiméningococcique, etc.

Comme vous le savez, le *principe* de toute sérothérapie est le suivant : Inoculer à un animal un antigène (substance quelconque, parasite, élément cellulaire, poison, etc.), qui détermine dans l'organisme de cet animal la formation d'un anticorps, c'est-à-dire d'un corps capable de lutter contre l'antigène introduit. Si l'on retire de l'animal ainsi traité du sang ou du sérum, on soustrait avec ce sang ou ce sérum une certaine quantité d'anticorps. Ceux-ci peuvent neutraliser in vitro l'antigène avec lequel on les met en contact; mais ils peuvent aussi le neutraliser in vivo, si on les injecte à un animal. Le principe de la sérothérapie est donc de faire préparer biologiquement des anticorps par un organisme étranger, puisque nous ne pouvons pas les fabriquer encore chimiquement, puis d'apporter tout préparés et tout composés ces anticorps à l'organisme malade. La sérothérapie est essentiellement *une immunisation passive*. L'organisme malade n'a aucun frais personnel à faire pour sa défense ; il n'a pas d'armée à lever, à équiper et à instruire dans la lutte qu'il doit soutenir ; on lui envoie, pour ainsi dire, une armée de mercenaires, équipée, préparée, instruite dans un pays étranger. N'ayant pas la peine d'élaborer un anticorps, on comprend que cette préparation ne l'épuise pas. Il en est tout autrement dans l'*immunisation active,* où l'inoculation de l'antigène est faite à l'organisme malade lui-même. Celui-ci doit faire les frais de la formation des anticorps comme dans l'inoculation de tuberculine, où l'organisme est obligé de réagir pour s'immuniser. Aussi, comme vous le verrez plus tard, devra-t-on tenir le plus grand compte de ces données théoriques pour discuter les indications de l'immunisation passive par les sérums ou de l'immunisation active par les tuberculines, selon l'état de résistance du tuberculeux, c'est-à-dire selon les formes de la maladie.

Puisque la sérothérapie résulte de l'inoculation à un organisme des anticorps d'un sérum préparé par l'injection d'un antigène à un animal, la qualité et la nature de l'anticorps peuvent être des plus nombreuses. On peut préparer un sérum agissant contre des cellules, comme les sérums cytotoxiques ; on peut le préparer contre une toxine, contre un poison, comme le sérum antidiphtérique et le sérum antivenimeux ; on peut le préparer contre un microbe, comme le sérum antistreptococcique, le sérum antipesteux, etc. Dans la tuberculose, les sérums ont été préparés à la fois contre les poisons du bacille et contre le bacille lui-même. Mais, dans la pratique, c'est surtout contre les phénomènes toxiques qu'ils ont une action efficace. Ce sont rarement des sérums d'effet total, car ils n'ont guère été préparés par la totalité des substances nocives du bacille et nullement par la bacillo-caséine de MM. Auclair et Paris.

Aussi, dans diverses publications, me suis-je opposé à

admettre comme *vraiment spécifique* le traitement biologique par les sérums et les tuberculines. Si le fait était exact, la guérison de la maladie devrait être très fréquente, et le nombre des bacillaires devrait diminuer. Malheureusement il n'en est rien : la tuberculose continue ses ravages. D'après Littré, le mot « spécifique » veut dire « exclusivement propre à une espèce » ; les remèdes « spécifiques » sont « ceux qui guérissent constamment certaines malades ». Le mercure est le traitement spécifique de la syphilis, parce qu'il a une action sur toute syphilis quelle qu'elle soit, action plus ou moins marquée, mais toujours indiscutable. Il en est de même du sérum antidiphtérique et de la quinine. Pour la tuberculose, les choses se passent autrement. Tout au plus, pourrait-on comprendre, comme traitement spécifique, une médication utilisant des substances provenant du bacille de Koch ; une telle médication si elle a une origine spécifique, n'a pas d'action spécifique. Le traitement vraiment spécifique de la tuberculose pulmonaire devrait empêcher le bacille de Koch de se développer, et devrait neutraliser en même temps tous ses poisons. Un tel traitement n'existe pas actuellement. Ni les tuberculines, ni les sérums antituberculeux ne possèdent une semblable action. D'ailleurs le tuberculeux est loin d'être toujours justiciable de la médication dite spécifique. Une médication spécifique qu'on ne peut employer dans tous les cas n'a vraiment guère l'allure spécifique.

Si cette manière de voir a été partagée par mon excellent collègue M. Guinard (de Bligny) à la VIIIe Conférence internationale de la tuberculose de Stockholm en 1909, elle a été combattue par le Pr S. Arloing (*Revue scientifique*, 16 avril 1910). Je suis tout à fait d'accord avec notre éminent collègue pour admettre que ces médications dites spécifiques sont spécifiques d'origine et sont « pratiquement efficaces ». Si je me permets de continuer à dire qu'elles ne sont pas spécifiques de fait, c'est pour ne pas se leurrer sur leur action et faire croire que le traitement réel de la tuberculose est enfin trouvé. Il y a encore à chercher avant d'en arriver là.

** * **

Je vais vous décrire les principaux sérums antituberculeux, l'idée directrice de leur préparation et les résultats notés par leurs auteurs. A côté de leur action bienfaisante, je vous parlerai ensuite des accidents qu'ils ont causés, puis je vous ferai part de mes idées critiques sur leur action, leurs indications et leurs contre-indications.

La sérothérapie antituberculeuse, comme d'ailleurs toute sérothérapie, est née en France des travaux de MM. Richet et Héricourt, en 1888. Mais c'est en Italie, après les recherches de M. Maragliano, en 1895, que se firent les premières applications thérapeutiques vraies d'un sérum contre la tuberculose. Depuis, d'autres sérums ont été découverts. A l'heure actuelle, les principaux sérums anti-tuberculeux sont au nombre de six, le sérum de M. Maragliano, le sérum de M. Marmorek, le sérum de MM. Lannelongue, Achard et Gaillard, le sérum de M. Arloing, le sérum de M. Vallée et le sérum de M. André Jousset.

Le *sérum de M. Maragliano* est préparé par l'injection à l'animal, le cheval, la chèvre, la génisse ou le veau, d'un mélange du reliquat de filtrations de bacilles jeunes et virulents et d'un extrait aqueux de bacilles virulents et de bacilles tués. Ce mélange est injecté tous les six mois à doses croissantes. Le sérum des animaux ainsi préparés, surtout le sérum de chèvre, contient 1 000 unités anti-toxiques par centimètre cube, 200 unités agglutinantes et renferme beaucoup de substances bactéricides. Aussi, M. Maragliano lui a-t-il donné le nom de « bactériolysine ». Il recommande l'emploi de ce sérum surtout dans les formes récentes de la tuberculose, quand le nombre des bacilles est peu considérable. L'injection doit être faite souvent, tous les deux à trois jours, pendant plusieurs mois. La quantité injectée doit être très minime, un ou deux centimètres cubes chaque fois.

Quels sont les *résultats* signalés par les auteurs à la suite de l'application du sérum de M. Maragliano ? Les résultats sont très variables. Certains auteurs sont peu convaincus, d'autres au contraire sont enthousiastes.

Voyons d'abord l'opinion de M. L. Guinard (de Bligny).

« J'ai employé, dit-il, la bactériolysine chez des malades très convenablement choisis du sanatorium de Bligny et les résultats que j'ai obtenus m'ont permis de dire que les preuves cliniques de l'efficacité de la bactériolysine ne sont pas encore établies. Il est bien entendu que je ne conteste aucun des résultats expérimentaux rapportés par le professeur de Gênes et par ses élèves ; j'ai pu moi-même en vérifier quelques-uns et je suis convaincu que, dans la bactériolysine, existent des éléments dont l'action n'est pas négligeable. Malheureusement, les résultats cliniques ne sont pas aussi encourageants et on retire seulement l'impression que, dans quelques cas, le sérum de Gênes peut être un adjuvant utile de la cure et rien de plus. Non seulement d'après ce que j'ai vu, mais aussi d'après les statistiques cliniques qui ont été publiées par le Pr Maragliano, il ne m'a pas paru que la méthode puisse être considérée comme supérieure aux autres. Certainement j'ai vu des malades qui paraissaient avoir éprouvé des effets favorables pouvant être attribués à l'action du sérum, mais je dois reconnaître aussi que l'interprétation de pareils résultats est assez délicate, car avec une maladie comme la tuberculose pulmonaire, dont les causes et motifs de guérison sont souvent si difficiles à trouver et à expliquer, l'analyse des faits observés est bien compliquée (1). »

(1) L. Guinard. La tuberculine et les sérums dans le traitement de la tuberculose, *VIIIe Conférence internationale de la tuberculose*, Stockholm, 1909, p. 166.

Pour MM. J. Castaigne et X. Gouraud, qui viennent de publier une Causerie médicale du plus haut intérêt sur la *Sérothérapie antituberculeuse* (1) que je mets largement à contribution dans cette conférence, « les résultats sont très inégaux ; ce sérum semble pourtant, dans certains cas, avoir produit des améliorations considérables avec diminution parallèle des symptômes physiques et des symptômes fonctionnels. Il faut l'employer prudemment car, surtout lorsqu'on l'utilise dans des formes un peu avancées, telle que la chose a été faite par des élèves de M. Maragliano, il peut donner des poussées thermiques considérables, probablement dues à la mise en liberté des endotoxines ».

Au dernier Congrès de médecine de Paris (octobre 1910), après s'être félicité de ma conversion à la tuberculinothérapie, conversion très réelle et très sincère, mais conversion limitée, le Pr Teissier (de Lyon) a développé avec une ardeur enthousiaste la valeur thérapeutique de la bactériolysine de M. Maragliano. Il a montré, non seulement les signes nets d'amélioration clinique, mais le développement progressif des propriétés humorales, attestant la production des anticorps défensifs, l'augmentation des propriétés agglutinantes, et l'accroissement du nombre des polynucléaires à trois noyaux qui, d'après la formule d'Arneth,

____

(1) J. Castaigne et F.-X. Gouraud. *Le journal médical français*, 15 octobre 1910.

semblent l'élément essentiel du processus de défense organique. Après avoir rappelé deux faits impressionnants de
guérison, il a montré qu'en injectant dans la chambre
antérieure de l'œil d'un animal de la bactériolysine associée à une culture très virulente de bacilles, M. Maragliano
ne produit pas de tuberculose *in situ,* alors que chez les
témoins, la tuberculinisation suit rapidement l'injection
d'épreuve. Pour le Pʳ Teissier, la bactériolysine tendrait à
provoquer une immunisation, non passive comme celle
des sérums, mais une immunisation active, à l'instar d'une
tuberculine très atténuée ; ce serait comme une sorte
d'autotuberculinisation.

Au sanatorium d'Hauteville, M. Dumarest a obtenu
récemment des résultats intéressants sur plusieurs malades
avec le sérum de M. Maragliano.

Aussi, Messieurs, devant les résultats si intéressants
rapportés par le Pʳ Teissier, ne peut-on que déplorer l'impossibilité légale d'introduire en France le sérum de
M. Maragliano, probablement parce que ce sérum n'est
pas inscrit dans la pharmacopée italienne, la loi de douanes
du 11 janvier 1892 n'autorisant l'importation en France
des médicaments étrangers que si leur formule figure dans
une pharmacopée française ou étrangère ; or, les sérums
antituberculeux ne figurent pas dans le Codex français,
tandis que les tuberculines y sont mentionnées, ce qui
explique la pénétration facile en France de la tuberculine

suisse de M. Béranek et du bouillon filtré belge de M. Denys. Actuellement, il faut frauder pour recevoir en France la bactériolysine, ce qui n'est digne ni de la science médicale, ni des intérêts supérieurs des malades.

Le sérum de M. Marmorek est certainement le plus connu des sérums antituberculeux ; il a été très utilisé à l'étranger et les publications faites sur son action sont considérables.

Décrit à l'Académie de médecine, en 1903, le sérum de M. Marmorek fut d'abord accueilli en France avec réserve, puis avec hostilité, à la suite d'échecs malheureux survenus dans les premiers essais. Ces échecs tenaient à deux causes : d'abord l'auteur avait eu le courage de s'adresser à des cas désespérés, tels que des tuberculoses cavitaires hectiques, des méningites tuberculeuses, etc. ; puis il avait eu le grand tort de ne pas mentionner la possibilité d'accidents anaphylactiques qu'il avait dû observer, et qui jetèrent un profond discrédit sur son sérum dans notre pays. Depuis quelques années, un revirement assez net s'est produit en faveur du sérum de M. Marmorek ; on ne craint pas de l'utiliser et d'en discuter les résultats devant les sociétés savantes.

M. Marmorek, dans la conception de son sérum, est parti de cette idée que la tuberculine n'est pas le vrai poison du bacille de Koch, celui sécrété chez le malade. A côté de la tuberculine, il existe un autre poison, la vraie toxine, inconnue jusqu'à ses recherches personnelles. La tuberculine ne serait qu'une toxine préparatoire ; son rôle se bornerait à provoquer le bacille à sécréter la toxine vraie. Celle-ci se trouverait dans des cultures préparées d'une manière différente de la méthode classique. En utilisant comme milieu de culture un mélange de sérum leucotoxique de veau et de bouillon de foie glycériné, M. Marmorek obtient le développement du bacille de Koch en 24 à 48 heures. Ces bacilles, jeunes, « primitifs », sont dépourvus de l'enveloppe adipo-cireuse et ne sont pas colorables par la méthode de Ziehl. Les chevaux sont préparés avec le filtrat de ces cultures. Le sérum de ces animaux a eu une action préventive contre l'injection intra-veineuse d'une émulsion de bacilles virulents chez le lapin ; il a eu une action curative chez des lapins inoculés avec ces bacilles.

Quels sont les effets du sérum de M. Marmorek dans la tuberculose pulmonaire de l'homme ?

Il m'est impossible de donner même un résumé des publications sur cette question, en raison de leur grand nombre. Le 19 janvier 1909, quatre-vingt-treize publications portant sur 1 379 malades, avaient paru sur le sujet. Le 15 octobre 1910, d'après la communication de M. Marmorek au Congrès de médecine de Paris, le nombre de ces publications s'élevait à 120, portant sur 1 700 cas décrits. Le nombre de ces traités était d'environ 10 000.

M. Marmorek, depuis 7 ans, a amélioré son sérum par l'adjonction d'un élément antistreptococcique et bactéricide pour le bacille de Koch. Cette dernière propriété est obtenue par l'inoculation de corps bacillaires morts à des chevaux ; par une trituration fine des bacilles, par l'emploi de cultures jeunes et par la sensibilisation préventive des bacilles par son sérum antitoxique, M. Marmorek a pu inoculer à l'animal, à l'encontre de l'opinion courante, des bacilles morts sans produire d'abcès froids ou des tubercules. En réunissant toutes ses statistiques, M. Marmorek accuse, dans 68 pour 100 des cas, des guérisons ou des améliorations notables, malgré la gravité des cas. Pour M. Marmorek son sérum serait applicable à tous les tuberculeux. « Ne contenant, dit-il, aucune substance toxique, ne provoquant par soi-même aucune réaction quelconque, le sérum ne connaît aucune contre-indication (1). » Il serait capable de guérir la tuberculose pulmonaire, améliorant des cas où la destruction anatomique est trop prononcée pour permettre un *restitutio ad integrum.*

A la séance du 19 novembre 1909 de la Société médicale des hôpitaux de Paris, MM. J. Castaigne et F.-X. Gouraud sont intervenus en faveur du sérum de M. Marmorek. Pour eux, « le sérum de Marmorek, bien que d'action inégale et inconstante, n'en constitue pas moins une pré-

---

(1) A. Marmorek. Le sérum antituberculeux, ses effets et son application, *XIᵉ Congrès français de médecine,* Paris, octobre 1910.

cieuse ressource dans le traitement de la tuberculose pulmonaire. Il y aurait lieu évidemment d'essayer de poser des indications à l'emploi de ce sérum ; pour le moment, la chose ne nous paraît pas possible, et il nous semble légitime de l'essayer dans les cas qui résistent à la cure diététo-hygiénique. Il doit, d'ailleurs, s'ajouter à celle-ci et non la remplacer. D'une façon générale, il faut préférer la voie rectale à la dose de 10 centimètres cubes tous les jours ou 15 centimètres cubes tous les deux jours : elle a pour elle de n'amener jamais d'accidents. Mais, malgré cela, on peut recourir à la voie sous-cutanée, sensiblement plus active, lorsque les lavements auront échoué, et surtout dans les formes aiguës où il faut agir vite et fort. On commencera alors par des doses minimes : un quart ou un cinquième de centimètre cube, pour atteindre ensuite progressivement la dose de 5 centimètres cubes tous les deux jours. La dose utile est d'ailleurs très variable suivant les malades : tout est affaire de réaction individuelle. Chez les malades qui ont des antécédents personnels ou héréditaires d'asthme ou de bronchite chronique, nous croyons plus prudent de s'abstenir de toute injection sous-cutanée ».

Dans leur Causerie récente sur les sérums antituberculeux, les mêmes auteurs insistent à nouveau et longuement sur l'action du sérum de M. Marmorek. Je vous demande la permission, en raison de l'importance de la question, de vous donner leur opinion, longuement et sagement motivée (1).

« Le traitement par le sérum de Marmorek est un traitement doux qui peut parfaitement être combiné avec d'autres méthodes thérapeutiques et renforcé par elles. Il est toujours bon de lui adjoindre la médication calcique : il y a parfois intérêt à employer concurremment le gomènol et l'arsenic. Certains auteurs ont pensé à combiner la tuberculine et le sérum de Marmorek. En tout cas, le sérum se montre fort utile pour calmer les poussées qui peuvent quelquefois apparaître au cours d'un traitement tuberculinique un peu trop énergique. Quant au repos, à la cure d'air, ils ne sont pas indispensables, mais augmentent certainement, nous le verrons, l'efficacité du sérum.

« *Les résultats de l'emploi du sérum de Marmorek sont des plus variables ; à côté d'observations relatant des guérisons véritablement surprenantes, il est d'autres cas où le sérum se montre totalement inefficace et cela sans qu'il soit possible de présager à l'avance quelles seront les chances de réussite.*

« Dans la moyenne des cas, ce sont les symptômes fonctionnels qui se trouvent les premiers modifiés et le plus profondément ; peu de temps après le début du traitement, on observe une augmentation de l'appétit avec ré-

(1) J. CASTAIGNE et F.-X. GOURAUD. *Loco citato*, p. 460.

gularisation des phénomènes digestifs, et comme conséquence, un engraissement notable et rapide. Il est bon
nombre de malades, même soumis à la cure hygiéno-dié-
tétique, qui ne commencent à engraisser que du moment
où ils font usage du sérum ; cet engraissement peut d'ailleurs se produire, même sans augmentation de l'alimentation et semble devoir être mis, au moins en partie, sur le
compte d'une meilleure assimilation. En même temps, le
malade se sent mieux, plus fort, l'essoufflement diminue,
les sueurs disparaissent, la tachycardie, si elle existait,
est favorablement influencée. L'action sur la fièvre est le
plus souvent progressive ; peu à peu la température se régularise et se rapproche de la normale. Pendant ce temps,
on peut assister à une amélioration locale des lésions, mais
celle-ci est, en général, plus lente à se produire. Mais beaucoup plus probantes encore sont les observations de guérisons de forme grave dont il nous faut dire un mot. On peut
voir, en effet, des malades atteints de phtisie galopante
avec température au voisinage de 39° ou 40°, sueurs, diarrhée et phénomène de fonte indéniables à l'auscultation,
présenter sous l'influence du sérum de Marmorek, une régression presque immédiate des symptômes. En un ou deux
mois, la fièvre tombe, la diarrhée s'arrête, l'appétit re-
vient et surtout les signes d'auscultation se transforment.
Nous n'ignorons pas que de semblables surprises peuvent
être quelquefois enregistrées en clinique sous des influences

thérapeutiques diverses, mais l'extrême rareté de ces améliorations d'une part, et, d'autre part, le fait qu'elles coïn-
cident exactement avec l'emploi du sérum, nous paraissent
des arguments suffisants pour les attribuer à celui-ci. »

Voici, Messieurs, ce que j'avais à vous dire du sérum de
M. Marmorek, et je vais vous parler maintenant du *sérum
de MM. Lannelongue, Achard et Gaillard.*

Les premiers travaux sur ce sérum ont été publiés en
1905, au Congrès international de la Tuberculose de Paris.
Le 12 octobre 1908, les auteurs firent connaître à l'Académie des sciences le résultat des essais thérapeutiques sur
l'homme. Le sérum de MM. Lannelongue, Achard et Gaillard
est préparé par l'injection à l'âne d'une toxine extraite du
bacille tuberculeux par chauffage dans l'eau à 120°, puis
par précipitation par l'acide acétique et redissolution dans
le carbonate de soude. Injecté à des cobayes tuberculeux,
ce sérum a ralenti la marche de l'infection.

Expérimenté dans les hôpitaux de Paris par MM. Comby,
Le Noir et Legry, et au sanatorium d'Angicourt par
M. Küss, il s'est montré inoffensif et a donné des résultats
intéressants. Comme le dit M. Küss, « l'emploi du sérum à
des doses moyennes prolongées, nous a paru favoriser l'évolution régressive chez des sujets dont la tendance évolutive
se montrait déjà favorable et constituer, par suite, un adjuvant du traitement diététo-hygiénique ».

Je vais vous dire quelques mots du *sérum antituberculineux de M. S. Arloing*. Ce sérum, ou plutôt ces sérums,
ont été préparés par M. S. Arloing, MM. S. Arloing et
Guinard, MM. S. Arloing et Dumarest et M. Fernand Arloing. Ils ont été obtenus en injectant sous la peau de la
chèvre, du mouton, du bœuf ou du cheval, des cultures
de bacilles sur pommes de terre, de virulence variable, ou
des cultures en bouillon plus ou moins modifiées. Ces auteurs ont aussi inoculé des extraits de provenance bacillaire ; ils ont parfois associé ou utilisé successivement ces
divers modes d'immunisation. Ces sérums ont surtout un
pouvoir antitoxique. Ce sont des sérums antituberculineux.

MM. S. Arloing et Dumarest et M. Fernand Arloing ont
appliqué ce sérum sur des tuberculeux d'hôpital ou de sanatorium, présentant des phénomènes tels que sueurs,
anorexie, diarrhée, vomissements, tachycardie, insomnie,
attribués généralement à l'action des poisons tuberculeux.
Le plus souvent, ces accidents se sont amendés ou ont disparu sous l'action du sérum. Mais l'action sur l'état local
est moins manifeste ; les lésions pulmonaires ne se modifient que lentement. Comme le dit M. Fernand Arloing,
« le sérum est donc bien antituberculineux, car il est plus
antitoxique qu'antibacillaire » (1). Il n'est ni bactéricide,

(1) F. ARLOING. Quelques considérations cliniques et expérimentales sur les
propriétés du sérum antituberculineux, *Le journal médical français*, 15 octobre
1910, p. 440.

ni bactériolytique. Les propriétés antitoxiques de ce sérum sont mises en lumière par son fort pouvoir chimiotactique positif, douze fois plus grand que dans un sérum normal, et par la modification notée par Arneth dans la formule du sang (diminution des leucocytes à 1 et 2 noyaux, augmentation des leucocytes à 3, 4 et 5 noyaux).

Examinons ensuite, Messieurs, le *sérum de M. Vallée*. En 1909, dans deux mémoires successifs des Annales de l'Institut Pasteur, M. Vallée montre l'utilisation dans les essais de vaccination antituberculeuse des bovidés d'un bacille d'origine équine dépourvu de virulence pour les bovidés et susceptible d'une résorption assez rapide et complète, puis la vaccination du cheval par le bacille équin et les propriétés du sérum de l'animal ainsi traité. « Les chevaux qui produisent le sérum sont choisis jeunes (4 à 5 ans) et très solides. D'abord immunisés par inoculations intra-veineuses de bacilles équins peu virulents, administrés de trois en trois mois, ils reçoivent ensuite des bacilles humains en pleine virulence (toujours dans la jugulaire), à des doses allant, après deux à trois ans de préparation, à 200 milligrammes d'un seul coup. Ainsi hypervaccinés, ces sujets reçoivent sous la peau ou dans les veines, selon leurs réactions, des exotoxines (représentées par les bouillons de culture de bacilles humains très virulents et toxiques) et des endotoxines obtenues par broyage de bacilles virulents.

et vivants de ces cultures. Ces chevaux sont donc préparés à donner un sérum à la fois antimicrobien, antitoxique et anti-endotoxique, c'est-à-dire un sérum complet. Les microbes inoculés et les poisons injectés aux chevaux sont tels que les cultures les fournissent, non chauffés, non modifiés. Rien de commun donc avec l'immunisation aux bacilles *cuits* de Maragliano ou aux filtrats de Marmorek. Le sérum est recueilli un mois après une dernière injection ; puis chauffé quatre fois à 56° durant une heure, enfin conservé six mois à la glacière, tout ceci dans le but de détruire la toxicité normale du sérum et de réduire les chances d'anaphylaxie »(1).

Des expériences sur le bouvillon, il résulte que le sérum de M. Vallée a une action thérapeutique nette sur l'animal.

Le sérum de M. Vallée a été essayé sur l'homme, où il a été très bien toléré, donnant rarement lieu aux accidents dont je vous parlerai tout à l'heure. « Nous savons, disent MM. J. Castaigne et F.-X. Gouraud, que le sérum de Vallée a déjà été essayé sur une quarantaine de malades, avec des résultats variables, mais parfois avec un certain succès (2).»

Il me reste enfin à vous dire quelques mots du *sérum de M. André Jousset.* Cet auteur a immunisé des chevaux avec des injections d'un mélange de bacilles et de dérivés bacil-

______
(1) Vallée. Communication écrite.
(2) J. Castaigne et F.-X. Gouraud. *Loco citato,* p. 463.

Rénon.

7

laires issus d'une souche humaine éteinte. Expérimentalement, ce sérum a un heureux effet sur la tuberculose provoquée chez le cobaye ; elle peut la prévenir et même l'empêcher de se développer. Depuis quelques années, M. André Jousset a obtenu des résultats intéressants et encourageants sur l'homme. Toutefois, ainsi qu'il me l'écrivait lui-même récemment, ce sérum ne s'applique qu'à des cas de tuberculose bien déterminée, aux cas aigus ou suraigus notamment. Il n'en est pas de même des tuberculoses torpides, des phtisies destructives avancées avec phénomènes hectiques ; dans ces formes, le [résultat thérapeutique est très médiocre.

*
* *

Les sérums antituberculeux inoculés sous la peau des malades ont produit des *accidents* de divers ordres, les uns identiques à ceux de la sérothérapie antidiphtérique, les autres totalement différents. Les premiers consistent en érythèmes, arthralgies, fièvre ; les seconds, très particuliers, ont été décrits la première fois par M. L. Guinard (de Bligny), puis retrouvés par MM. Louis Rénon, Fernand Arloing et Dumarest, et Landis (de Philadelphie). Il est très regrettable que les inventeurs des divers sérums n'aient pas cru devoir attirer l'attention sur ces accidents qu'ils ont certainement observés comme tous les médecins dans leur application. Cet aveu aurait eu l'avantage de diminuer le discrédit dans lequel sont tombés certains de ces sérums, discrédit dont ils commencent seulement à se relever. Ces accidents, *d'aspect clinique très spécial,* apparaissent de quinze à vingt secondes après l'injection de sérum, quelquefois même au cours de l'injection. Ils consistent, comme l'a montré M. L. Guinard, en phénomènes d'excitation généralisée sur le système des vaso-moteurs et des fibres lisses, avec troubles de la respiration et du muscle cardiaque.

« Les accidents, dit M. Guinard, débutent le plus souvent par de la gêne respiratoire : le malade est angoissé, croit étouffer ; une petite toux saccadée, produite par secousses, avec expirations brusques, peut se montrer au début, parfois remplacée par des éructations bruyantes ; en même temps surviennent des bouffées de chaleur avec sensation d'étourdissement. La face, la peau du cou, du thorax, etc., rougissent violemment ; les conjonctives sont injectées, le cœur s'accélère et s'affaiblit au point d'être parfois incomptable ; le péristaltisme intestinal est réveillé, les contractions sont douloureuses, sans être accompagnées du besoin de défécation. Quelques secondes après ces premiers phénomènes, alors que le malade se sent mieux, on voit apparaître en des points symétriques de la face et du tronc, sous l'orbite, aux ailes du nez, au niveau et devant des conduits auditifs, au milieu du front, etc., des plaques blanchâtres de vaso-constriction. Pendant tout le temps, le malade conserve sa pleine et entière connaissance. Peu à peu les phénomènes se calment, la coloration redevient normale, une hypersécrétion sudorale survient, quelquefois avec tremblement et sensation de froid, puis tout disparaît. Dans les heures qui suivent persiste une céphalalgie plus ou moins violente et généralement, le soir, la température s'élève brusquement, pouvant atteindre 39° à 40° (1). »

Ces accidents, très impressionnants par leur gravité apparente, ne sont pas mortels ; ils n'ont pas toujours eu une action fâcheuse sur l'évolution ultérieure de la tuberculose. Ces accidents se sont produits avec tous les sérums, celui de M. Maragliano, celui de M. Marmorek, celui de M. S. Arloing, celui de MM. Lannelongue, Achard et Gaillard, etc. ; j'en ai noté avec du sérum de cheval neuf simplement chauffé (2).

L'histoire de ces curieux phénomènes a provoqué à la Société d'études scientifiques sur la Tuberculose, dans sa séance du 11 mars 1909, un important débat. Mes collègues, MM. L. Guinard, Fernand Arloing, Küss, L. Martin, et moi-même, avons essayé d'en pénétrer le déterminisme.

Les accidents ne sont pas constants. J'ai vu le sérum de M. Vallée et celui de M. Maragliano ne pas les produire

(1) L. GUINARD. *Revue de la tuberculose*, 1907, p. 449.
(2) Louis RÉNON. L'anaphylaxie dans la sérothérapie antituberculeuse, *Journal des Praticiens*, 3 avril 1909.

dans plusieurs cas, où l'état des malades s'était sensiblement amélioré. La date d'apparition est variable. La plupart apparaissent immédiatement dès l'injection ; d'autres ne se montrent qu'une heure ou deux après ; ils sont exceptionnels après la première injection, et n'apparaissent généralement, comme dans les cas de M. L. Guinard, qu'après la onzième, la seizième, la vingt-neuvième injection, etc., sans aucun déterminisme particulier.

La discussion de la pathogénie de ces accidents est intéressante, car elle a une grande importance en pratique médicale, pour l'avenir de la sérothérapie des maladies chroniques.

Dans un sérum antituberculeux, comme dans tout sérum, il existe deux produits différents, inséparables à l'heure actuelle, mais que l'analyse chimique permettra peut-être un jour de dissocier complètement, une antitoxine et le sérum qui lui sert de véhicule, comme, dans une potion, le sirop ou le julep est le vecteur de la substance médicamenteuse. Les accidents sont-ils dus à l'antitoxine, au sérum, aux deux à la fois, ou même simplement au malade lui-même ? C'est ce qu'il convient d'examiner.

Les accidents ne paraissent pas dus à une tuberculine contenue dans les sérums antituberculeux, bien que, dans l'anaphylaxie par la tuberculine, on puisse observer une violente réaction cutanée. L'anaphylaxie tuberculinique se traduit souvent, en plus de la réaction thermique, par une réaction pulmonaire intense, notée rarement dans les accidents sérothérapiques. Mais les sérums peuvent contenir plus d'antituberculine que de tuberculine et même d'autres anticorps ; comme l'a dit M. Küss, selon la période d'immunisation de l'animal, selon la nature des anticorps formés, selon la période des phénomènes réactionnels, le sérum peut être plus ou moins nocif ; le sérum d'une saignée faite d'une manière plus précoce que d'habitude peut donner lieu à des accidents sériques chez tous les malades injectés avec le sérum de cette saignée. Les effets nocifs suraigus de la sérothérapie antituberculeuse peuvent aussi trouver une explication dans les « lysines » de M. Nicolle, « mauvais anticorps », dont la présence produit un empoisonnement presque fatal et parfois foudroyant. Cet empoisonnement explosif et foudroyant signalé par M. Nicolle ressemble à celui des malades atteints d'accidents dans la sérothérapie antituberculeuse, où le drame commence, l'injection étant à peine terminée et l'aiguille encore en place.

Les accidents de la sérothérapie antituberculeuse peuvent tenir au sérum lui-même, à l'anaphylaxie sérique, lorsqu'ils se produisent d'une façon progressivement croissante après chaque injection. Dans plusieurs cas, j'ai observé la présence de précipitines, tout comme le Pr Marfan et ses élèves l'ont notée dans les accidents de la sérothérapie antidiphtérique. Fait curieux, les précipitines se sont produites à la suite d'une injection de sérum de cheval chez un malade traité par le sérum d'âne ; le sérum de cheval et le sérum d'âne ont semblé agir dans ce cas comme des sérums d'espèces presque similaires dans une sorte de spécificité de groupe. Cette anaphylaxie sérique, dans la sérothérapie antituberculeuse, ressemble à l'anaphylaxie sérique antidiphtérique. Elle est, selon l'expression récente du Pr Ch. Richet, « une fonction de défense pour maintenir intacte et homologue la constitution chimique de chaque espèce animale ».

Les accidents peuvent donc tenir aux antitoxines tuberculeuses de certains sérums et aussi à l'anaphylaxie sérique normale quand on se met, par un intervalle de temps trop grand entre chaque injection, dans les conditions où elle peut s'exercer. Ils peuvent tenir aussi pour une part à l'état des malades traités. Il s'agit de tuberculeux, c'est-à-dire de malades déprimés par une maladie souvent longue, et il est de notion classique que ces malades supportent mal d'autres sérums, notamment le sérum antidiphtérique, comme l'a montré M. Louis Martin.

Existe-t-il un moyen pratique de *prévenir* les accidents de la sérothérapie antituberculeuse ?

L'emploi du chlorure de calcium, justement préconisé avec des résultats intéressants par M. Netter, le chauffage du sérum, l'usage des sérums vieux et de notables quantités de sérum ne mettent pas toujours à l'abri des accidents. La vaccination anti-anaphylactique préconisée par M. Besredka, le mélange extemporané du sérum à injecter avec une faible quantité d'acide chlorhydrique indiqué récemment par MM. Carnot et Slavu, ne sont pas encore entrés dans la pratique courante. Jusqu'à la confirmation de la valeur clinique de ces intéressants procédés, il est préférable de donner les sérums antituberculeux en lavements plutôt qu'en injections sous-cutanées, selon la méthode signalée par M. Marmorek dans l'application de son sérum (1).

Cette question des accidents de la sérothérapie antituberculeuse a été reprise au dernier congrès français de médecine (octobre 1910). La pathogénie des accidents a semblé encore si incertaine que son étude a été remise à l'ordre du jour du prochain congrès de Lyon de 1911. Si nous savons encore peu de chose sur le mécanisme de ces accidents, nous en connaissons bien les effets et nous avons raison de nous en méfier.

*
* *

Messieurs, après cette description des sérums antituberculeux et l'énumération des accidents qu'ils peuvent provoquer, vous allez certainement me demander si ces sérums sont *vraiment utilisables* dans la pratique médicale et dans quels cas ils peuvent être employés. Le moment est donc

(1) Louis Rénon. Les accidents de la sérothérapie antituberculeuse et l'anaphylaxie, *XIe Congrès français de médecine*, Paris, octobre 1910.

venu de vous donner *mon appréciation personnelle* sur leurs effets, et d'essayer de juger leurs indications et leurs contre-indications. Personnellement, j'ai utilisé le sérum de M. Maragliano, le sérum de MM. Lannelongue, Achard et Gaillard, le sérum de M. Vallée et le sérum de M. Marmorek.

Chez deux malades de ville atteints d'un début de tuberculose pulmonaire, le sérum de M. Maragliano m'a donné deux résultats différents. Dans un cas, la malade augmenta de 7 kilogrammes en trois mois, les signes pulmonaires, d'ailleurs très légers, disparurent, et, au bout de cinq mois, la sous-cutiréaction à la tuberculine qui avait été positive avant le traitement devenait négative. Dans un second cas, le résultat thérapeutique fut nul.

J'ai utilisé le sérum de MM. Lannelongue, Achard et Gaillard sur trois malades de l'hôpital de la Pitié, porteurs de lésions pulmonaires indiscutables, avec ramollissement et présence de bacilles dans les crachats. Chez un de ces malades, j'ai constaté des accidents d'anaphylaxie intense ; chez un autre je n'ai noté aucune modification des symptômes ; chez le troisième, j'ai constaté une amélioration des plus évidentes.

J'ai employé le sérum de M. Vallée sur douze malades, six malades d'hôpital et six malades de ville. Sept de ces malades étaient des tuberculeux pulmonaires chroniques avec des poussées aiguës ; cinq étaient atteints de tuberculose aiguë, trois de tuberculose pulmonaire simple, deux de tuberculose pleuro-péritonéo-pulmonaire. Dans tous les cas, le sérum a été très bien toléré ; il n'y a pas eu un seul accident d'anaphylaxie, le sérum de M. Vallée m'a paru le mieux supporté des sérums antituberculeux donnés pour la voie sous-cutanée. Sur neuf malades, il ne semble pas que le sérum ait eu d'action. Par contre, chez trois malades, l'effet a été des plus nets. Un de ces malades atteint de tuberculose pulmonaire aiguë, recut 23 injections de 10 centimètres cubes et 9 injections de 20 centimètres cubes ; son état qui était désespéré, s'améliora progressivement ; la tuberculose aiguë fut transformée en tuberculose chronique commune, et le malade put quitter l'hôpital pour faire une cure d'air dans le centre de la France. Un second malade, atteint de tuberculose aiguë, a présenté, après 20 injections de 10 centimètres cubes, une amélioration considérable qui a permis son transport dans une cure d'air. Chez un troisième malade, atteint de tuberculose péritonéo-pleurale aiguë, après six injections de 10 centimètres cubes de sérum de M. Vallée, tous les signes locaux et généraux ont disparu et la température est tombée de 39° à 37°.

J'ai vu utiliser le sérum de M. André Jousset chez un étudiant en médecine atteint de bacillose aiguë, dont l'état était des plus graves il y a un an ; la tuberculose aiguë s'est encore transformée ici en bacillose chronique, le malade étant actuellement soumis à la cure sanatoriale.

Depuis 18 mois, j'ai employé le sérum de M. Marmorek chez une quarantaine de malades de ville, atteints de tuberculose chronique fébrile et de tuberculose aiguë. Après avoir observé deux accidents formidables d'anaphylaxie à la suite d'injections sous-cutanées de ce sérum, j'ai utilisé ensuite la méthode des lavements ; cependant, dans un cas, même administré en lavements, le sérum a donné des accidents anaphylactiques, comme chez un malade de MM. F. Arloing et Dumarest. Si dans les cas chroniques, l'action du sérum de M. Marmorek m'a paru discutable, dans cinq cas aigus sur dix, j'ai observé une amélioration très sérieuse, et semblant nettement attribuable au sérum. Celui-ci paraît avoir transformé la bacillose d'allure aiguë en une tuberculose de marche chronique, permettant alors l'emploi de la cure d'air et du traitement rationnel de la tuberculose.

Tels sont, Messieurs, les résultats obtenus dans ma pratique médicale avec les sérums antituberculeux. Il s'en dégage cette impression nette, que, dans les tuberculoses aiguës, ces sérums peuvent avoir une certaine action sur l'évolution de la maladie (1). Cette action n'est pas réglée par un déterminisme rigoureux, car elle ne s'exerce pas toujours, et nous ignorons le pourquoi de cette variabilité d'effet. Néanmoins, il est possible d'esquisser *les indications*

(1) Fernand Arloing. *Loco citato*, p. 442.

et les contre-indications de la sérothérapie antituberculeuse dans la tuberculose pulmonaire. L'immunisation passive est utile quand l'organisme sidéré par les toxines bacillaires ne peut faire les frais d'une immunisation active comme dans la tuberculinothérapie. Le traitement par les sérums est donc indiqué *surtout et avant tout dans les tuberculoses aiguës fébriles à marche rapide.* Il est contre-indiqué dans les tuberculoses non fébriles à marche lente et torpide. « La sérothérapie dans la tuberculose, dit justement M. Fernand Arloing, est diamétralement opposée comme indication à la tuberculinothérapie, la seconde n'étant applicable que si l'organisme n'est pas imprégné de ces toxines qui réclament l'institution de la première (1). » Telle est, Messieurs, l'indication majeure de la sérothérapie antituberculeuse (2).

Dans la pratique, on peut utiliser un seul sérum ou le combiner simultanément ou successivement avec d'autres ; de même, comme je vous le montrerai dans les conférences

(1) Fernand Arloing, *Loco citato*, p. 442.

(2) On pourrait se demander si, dans la sérothérapie antituberculeuse, les résultats favorables ne seraient pas dus purement et simplement au sérum lui-même, et non aux anticorps qu'il contient. Pour résoudre la question, j'ai traité des tuberculeux avec du sérum de cheval chauffé. J'ai observé quelques accidents d'anaphylaxie, mais pas d'amélioration bien nette. M. Lichtenstein (*Med. Klin,* 12 juin 1910) a essayé chez des tuberculeux pulmonaires des sérums humains provenant de rhumatisants aigus ou subaigus, et aurait obtenu des résultats encourageants. Je poursuis en ce moment l'essai du sérum d'un cheval traité par des injections considérables de sulfate de radium, et dont le sérum est très radio-actif ; je ne puis encore porter aucun jugement sur les résultats obtenus,

prochaines, on peut associer la sérothérapie et la tuberculinothérapie. N'oubliez jamais la possibilité d'accidents anaphylactiques dans l'emploi des sérums antituberculeux, et
recourez de préférence aux lavements de sérums, en les
donnant à la dose de 5, 10 ou 15 centimètres cubes tous
les deux jours, après évacuation préalable de l'intestin par
un lavement d'eau bouillie.

En résumé, après tout cet exposé, vous serez convaincus
qu'il y a véritablement « quelque chose » dans la sérothérapie antituberculeuse. Mais, comme le disait, il y a douze
ans, le Pr Landouzy, dans des paroles dont vous apprécierez plus que jamais toute la justesse et toute la vérité, « la
meilleure des sérothérapies antituberculeuses reste encore
loin de la sérothérapie préventive antitétanique et ne peut
prétendre comparer ses effets à ceux que donne la sérothérapie antidiphtérique si nettement préventive et curative (1) ».

(1) Landouzy. *Congrès de la tuberculose de Paris*, 1898 (4ᵉ session), p. 633.

VI

LE TRAITEMENT BIOLOGIQUE « SPÉCIFIQUE »
PAR LES TUBERCULINES

Le principe de la tuberculinothérapie. — Les incertitudes actuelles
de son mécanisme intime.
Historique de la tuberculinothérapie
Les diverses tuberculines. — Les tuberculines T.A., T.R., B.E., de
Koch. — La tuberculine « pour usage médical » de l'Institut Pasteur
de Paris. — La tuberculine C.L. de l'Institut Pasteur de Lille. —
Le bouillon filtré de M. Denys. — La tuberculine de M. Maréchal.

Messieurs,

Je vais vous parler aujourd'hui du traitement biologique « spécifique » par les tuberculines. Je m'efforcerai de vous rendre aussi claire et aussi pratique que possible, en deux seules conférences, cette importante question, insistant seulement sur les points principaux. S'il me fallait vous dire tout ce qui a été écrit sur la tuberculinothérapie, une année entière de leçons n'y saurait suffire.

Déjà, dans l'énoncé du principe de la sérothérapie antituberculeuse, je vous ai montré la différence fondamentale

entre le mode d'action des sérums et des tuberculines.
Vous me permettrez d'y revenir encore un instant. L'immunisation par les sérums est une immunisation passive ;
l'immunisation par les tuberculines est une *immunisation
active*. Dans cette immunisation, l'organisme fait lui-même
les frais de sa défense, en réagissant d'une manière progressive à la quantité de plus en plus grande d'antigène introduit. Les anticorps élaborés par l'organisme deviennent de
plus en plus nombreux et peuvent lutter *in vivo* avec l'antigène sécrété par l'agent morbide, le bacille de Koch. Les
anticorps antituberculineux ainsi produits combattent avec
avantage les antigènes tuberculineux déversés sans cesse
dans l'organisme par la lésion tuberculeuse en activité. Le
moment arrive où la quantité d'anticorps est supérieure à
la quantité d'antigène ; les poisons tuberculineux sont neu-
tralisés, et la maladie s'améliore. Mais, les bacilles ne sont
pas touchés par la tuberculine préparée uniquement avec
des poisons tuberculeux ; ils ne peuvent l'être que si la substance immunisante injectée est préparée avec des corps
bacillaires ; dans ce cas même, en pratique, l'effet antibacillaire est loin d'être constant.

Selon le Pr Sahli (de Berne), dont j'aurai souvent à
vous citer les travaux au cours de cette conférence,
l'action immunisatrice active des tuberculines exalte la
faculté naturelle de l'organisme de produire des anticorps
se combinant au poison tuberculeux ; l'organisme est « ren-

du insensible à l'action du poison chimique tuberculeux par *mithridatisme* », cette expression s'appliquant ici à des poisons microbiens.

MM. Calmette, Breton et Petit, ont démontré, en 1907, que la tuberculine, injectée à dose faible unique ou à doses répétées ou espacées, accroît manifestement *in vivo* le pouvoir phagocytaire des leucocytes vis-à-vis du bacille de Koch.

Tel semble être, Messieurs, le principe de la tuberculinothérapie, quand on le considère d'une manière très générale. Vous vous rendez parfaitement compte de la tâche considérable de l'organisme dans ce processus immunisateur puisqu'il doit lever lui-même, équiper et préparer l'armée nécessaire à sa défense; tout cela, vous le comprenez, ne se fait pas sans à-coups, sans heurts, sans réactions, comme le dit le langage médical.

Ces idées directrices de la tuberculinothérapie, de notion courante il y a quelques années, paraissent beaucoup moins simples aujourd'hui où l'on a examiné les choses de plus près. Des expériences de thérapeutique clinique, on a pu conclure, depuis quelque temps déjà, que l'immunité contre la tuberculine n'est pas identique à l'immunité contre la tuberculose. La tuberculine n'est pas une antitoxine ordinaire; elle résiste à la température de l'ébullition, elle n'est pas toxique pour les animaux non tuberculeux ou elle l'est à des doses extrêmement élevées. Il existe une affinité considérable, spécifique, du foyer tuberculeux pour la tuberculine. Cette affinité serait due, pour MM. Wassermann et Bruck, à un anticorps, une antituberculine. Pour M. Wolf-Eisner, les tuberculines ne sont toxiques que d'une façon secondaire ; indifférentes pour l'organisme humain ou l'animal normal, elles ne deviennent toxiques qu'en présence de « lysines », substances qui ne se trouvent que chez les tuberculeux et les tuberculeux guéris. Cette albuminolyse est conforme à la conception de M. Nicolle sur les anticorps. La rapidité et l'action de la tuberculine sur la température et sur la circulation pulmonaire, au cours de la tuberculinisation, a été rapprochée par MM. Lesné et Dreyfus de l'anaphylaxie. Que d'inconnues encore dans l'hypersensibilité à la tuberculine! MM. F. Bezançon et A. Philibert ont montré au dernier Congrès de l'avancement des sciences de Toulouse combien les faits sont encore contradictoires.

La réaction locale sur les foyers tuberculeux est, peut-être, le mode intime d'action de la tuberculine, qu'elle partage avec d'autres substances chimiques, la créosote, le cinnamate de soude, etc. Cette idée a été soutenue par M. Küss qui se refuse à admettre que le but de la tuberculinothérapie soit d'obtenir la toxi-immunité vis-à-vis de la tuberculine. « La tuberculine ne représente qu'une faible partie des poisons tuberculeux; lorsqu'un tuberculeux est immunisé contre la tuberculine, il reste encore exposé aux dangers des autres poisons du bacille de Koch, et on sait, d'ailleurs, que des poussées tuberculeuses peuvent très bien se produire chez des sujets ne réagissant plus à la tuberculine ; on sait aussi que la tuberculose, spécialement dans les formes qui sont justiciables de la tuberculinothérapie, ne présente que très peu de manifestations toxiques. En tuberculinothérapie, on poursuit un autre objectif que la toxi-immunisation, on cherche surtout à modifier, directement ou indirectement, les lésions tuberculeuses. Or, parmi les processus complexes et mal connus encore qui interviennent dans ce sens, il n'est guère douteux, *d'après la clinique,* qu'un rôle important n'appartienne aux réactions de foyer (1). »

Cette opinion a été adoptée aussi chez nous par M. Savoire, qui rejette les hypothèses de mithridatisme, d'anticorps et d'anaphylaxie. Au XIe Congrès de médecine de Paris du mois d'octobre dernier, M. Bauer (de Neufchâtel) montra que les tuberculines ne sont pas simplement des véhicules de détritus bacillaires ; elles sont encore formées de différents éléments toxiques ; elles contiennent au moins deux toxines, l'une produisant de la vaso-dilatation locale, l'autre une intoxication générale, suivie d'une élévation thermique, si l'intoxication est un peu intense.

Quoi qu'il en soit de ces diverses théories, de celle de l'al-

(1) Küss, *Bulletin médical,* 16 juin 1909, p. 565.

buminolyse de M. Wolf-Eisner, de celle de l'allergie de Von Pircquet, de celle de MM. Lesné et Dreyfus, de celle de M. Küss, malgré les incertitudes qui pèsent encore sur le mécanisme de l'action de la tuberculine, on peut dire actuellement, avec le Pr Sahli : « L'augmentation non seulement de la résistance à l'intoxication, c'est-à-dire de l'effort spécifique antitoxique de l'organisme, mais encore du processus actif de défense physiologique dans les foyers morbides, tel est le but et telle est la raison d'être de la tuberculinothérapie (1). »

*
* *

Je crois, Messieurs, indispensable de vous esquisser en quelques lignes l'*histoire* de la tuberculinothérapie.

En 1890, Koch fit connaître les premiers résultats de son traitement des diverses tuberculoses expérimentales et humaines par la tuberculine. Ce fut un enthousiasme débordant. Une véritable chasse s'organisa autour de la « lymphe de Koch », comme il y a quelques mois autour du « 606 ». Peu nombreux étaient les privilégiés pouvant disposer d'un peu du fameux et précieux remède. J'étais alors interne du regretté Emile Vidal, le célèbre dermatologiste de l'hôpital Saint-Louis. Une commission composée de tous

(1) Sahli. *Tuberkulin-behandlung und ¡Tuberkulose-immunität*, Basel, 1910 p. 7.

les médecins de l'hôpital fut instituée pour traiter par le remède de Koch dans le service de Vidal une cinquantaine de lupiques. Les malades étaient soigneusement choisis et examinés. Les injections de tuberculine étaient faites par M. Quinquaud, et la dose injectée chaque fois s'élevait à 3, 4 et 5 milligrammes. Ces doses avaient été choisies, sur les indications de Koch, qui les rapportait à la résistance du cobaye, à poids égal, vis-à-vis de la tuberculine. On oubliait, et l'on s'en aperçut bien vite, que le cobaye est quinze cent fois moins sensible que l'homme à l'action de la tuberculine. Aussi, des réactions formidables suivirent-elles l'injection de ces fortes doses du remède de Koch. Une énorme tuméfaction et une rougeur intense se développaient sur les régions lupiques ; la température s'élevait à 40°. On était effrayé devant ces symptômes alarmants, et cependant les lupus s'amélioraient. L'apparition d'une hématurie chez un malade, d'une endocardite chez un autre fit cesser le traitement. Dans les tuberculoses chirurgicales locales, des réactions aussi intenses furent observées. Mais, dans les tuberculoses pulmonaires, on assista à de véritables désastres ; des hémoptysies effrayantes se manifestèrent ; des poussées aiguës entrèrent en évolution, et la « lymphe de Koch », considérée comme une médication des plus dangerereuses, tomba dans le discrédit universel.

Abandonnée en thérapeutique, la tuberculine ne fut plus

utilisée que dans l'art vétérinaire comme moyen de diagnostic de la tuberculose des bovidés, procédé que l'on appliqua aussi au diagnostic de la tuberculose humaine. Cependant quelques voix se firent entendre à nouveau en faveur de l'utilisation thérapeutique de la tuberculine, En 1892, M. Carl Spengler (de Davos), puis en 1895, M. Maragliano (de Gênes) essayèrent des traitements avec des extraits bacillaires. En 1897, Koch fait connaître sa nouvelle tuberculine T. R. En 1902, M. Denys (de Louvain) décrit le bouillon filtré dont je vous parlerai tout à l'heure ; la même année M. Maréchal associe dans des tentatives de traitement le bouillon filtré et la tuberculine de Koch. En 1903, M. Béraneck préconise une nouvelle tuberculine très répandue actuellement. Puis les travaux favorables se multiplient à l'étranger sur l'action des tuberculines ; au Congrès international de la tuberculose de Washington de 1908, la tuberculinothérapie est l'objet de très nombreuses communications.

La France est restée longtemps en dehors de ce mouvement thérapeutique. M. Darier seul était resté fidèle à l'utilisation de l'ancienne tuberculine de Koch dans le traitement des lupus. Cependant, M. L. Guinard, le premier partisan français de la tuberculine en phtisiothérapie, déclare en 1905 et 1907 que la tuberculine paraît ressortir « comme le meilleur et le plus sûr des adjuvants » dans la phtisiothérapie et que c'est de ce côté que semblent, jusqu'ici, « s'annoncer les résultats les plus sûrs, les plus constants et les plus encourageants pour l'avenir ». La question de la tuberculinothérapie fut mise à l'ordre du jour de la Société d'études scientifiques sur la tuberculose, et l'année 1909 a vu éclore des travaux favorables à l'emploi de cette méthode thérapeutique. M. L. Guinard, M. Küss, M. Louis Rénon, MM. S. Arloing et F. Dumarest, M. Hamant sont venus plaider en faveur de l'emploi de ce mode de traitement. Mais la conversion tardive d'une partie de l'école phtisiologique française à la tuberculinothérapie a été plus clinique que biologique. C'est sur les résultats observés bien plus que sur les principes de la méthode que les cliniciens français ont cru devoir se rallier à l'usage des tuberculines. Leur tendance est de limiter la tuberculinothérapie à certains cas particuliers au lieu de l'étendre à un très grand nombre de malades.

*
* *

Examinons maintenant, Messieurs, ce qu'est la tuberculine. Je vous décrirai ensuite les diverses tuberculines, les résultats obtenus, puis je vous parlerai des accidents réactionnels qu'elles peuvent déterminer. Je vous ferai aussi part de mes idées critiques personnelles sur la tuberculinothérapie, pour terminer par ses indications et ses contre-indications, et l'association possible de la sérothérapie et de la tuberculinothérapie.

Qu'est-ce d'abord que la *tuberculine* ? On donne le nom générique de tuberculines aux poisons du bacille de Koch. Ces poisons sont de trois espèces différentes. Il existe un poison soluble, répandu dans les cultures et déversé dans l'organisme où il détermine des troubles vaso-moteurs, des troubles nutritifs et de la fièvre. Puis on trouve deux poisons adhérents, découverts par M. Auclair, la chloroformo-bacilline et l'éthéro-bacilline, produisant dans l'organisme la caséification et la sclérose. Enfin un dernier poison, la bacillo-caséine, a été décelé par MM. Auclair et Paris dans le protoplasma du bacille de Koch débarrassé préalablement de ses poisons adhérents ; la bacillo-caséine est un poison redoutable amenant l'amaigrissement rapide, la cachexie profonde et la mort des animaux en expérience. La plupart des tuberculines préconisées en thérapeutique humaine utilisent les poisons solubles du bacille de Koch ; quelques-unes sont composées de poisons bacillaires protoplasmiques et une d'elles comprend un mélange de toxines intra et extra-cellulaires. Aucune n'utilise la bacillo-caséine de MM. Auclair et Paris.

Le traitement par la tuberculine est-il *spécifique* ? Comme je vous l'ai déjà dit, et comme je vous le répète encore, un traitement vraiment spécifique de la tuberculose devrait empêcher le bacille tuberculeux de se développer et devrait neutraliser en même temps tous ses poisons. S'il ne possède pas cette action multiple, ce n'est plus un traitement spécifique, mais un traitement partiel de l'infection tuberculeuse, visant quelques-uns des symptômes de la bacillose, sans les atteindre tous dans leur ensemble. « Le traitement par la tuberculine n'est, à l'heure actuelle, qu'un traitement partiel. Effectué avec les diverses tuberculines connues jusqu'ici, ce traitement, même partiel, donne des résultats intéressants dans des cas très limités (1). » Chez certains malades, le traitement par la tuberculine est la médication de choix ; chez d'autres, il est impossible et dangereux. La tuberculinothérapie doit prendre place à côté des autres médications antituberculeuses ; elle doit être sévèrement discutée selon l'indication thérapeutique clinique de chaque cas particulier.

Les tuberculines sont très nombreuses. Je me bornerai à vous énumérer les principales, car chaque année en voit éclore de nouvelles, telles que la tuberculine « purum », la tuberculine de Rosenbach, etc.

Les tuberculines les plus couramment utilisées sont au nombre de six : les tuberculines de Koch, le bouillon filtré de M. Denys (de Louvain), la tuberculine de M. Maréchal (de Bruxelles), les tuberculines de M. Béraneck (de Neufchâtel), la tuberculine de M. Jacobs, la tuberculine de M. Carl Spengler (de Davos).

(1) Louis Rénon. Étude critique de l'emploie de la tuberculine dans la phtisiothérapie, *Académie de médecine*, 8 juin 1909.

*
* *

Les *tuberculines de Koch* sont elles-mêmes assez nombreuses. On compte parmi elles l'ancienne tuberculine T. A., la tuberculine T. R., et l'émulsion bacillaire B. E. On peut y joindre la tuberculine actuelle « pour usage médical » de l'Institut Pasteur de Paris, et la tuberculine C. L. de l'Institut Pasteur de Lille.

L'ancienne tuberculine T. A. est préparée par concentration au bain-marie jusqu'à réduction au dixième, puis filtration des cultures de bacilles sur bouillon de veau peptonisé et glycériné, cultures âgées de 6 à 8 semaines.

La *tuberculine T. R.* est préparée avec des cultures de bacilles desséchés depuis longtemps et triturées dans un mortier d'agate avec un pilon d'agate. On dilue dans l'eau distillée le résidu de ce broyage, puis on centrifuge et on obtient deux couches : l'une supérieure, opalescente, exempte de bacilles et une inférieure, boueuse, contenant les bacilles. On centrifuge encore jusqu'à dissolution complète des bacilles ; c'est le résidu de ces centrifugations successives qui constitue la tuberculine T. R. contenant les substances constitutives du bacille tuberculeux.

L'émulsion bacillaire B. E. de Koch est obtenue en mettant une partie de bacilles tuberculeux pulvérisés dans 100 parties de glycérine. Le mélange, après quelques jours de repos, est décanté. On dilue, pour l'utilisation thérapeutique, avec une solution de soude à 0,8 pour 100.

La *tuberculine « pour usage médical »* de *l'Institut Pasteur de Paris*, tuberculine précipitée par l'alcool, est celle que j'ai le plus employée, parce que l'énorme provision de l'Institut Pasteur de Paris assure pour longtemps des résultats comparables.

La *tuberculine C. L. de l'Institut Pasteur de Lille* renferme tous les produits de sécrétion des bacilles tuberculeux dans les cultures et les substances protoplasmiques de ces bacilles extraites par la glycérine dans le vide, substances précipitables à froid par l'alcool absolu, puis par l'éther, non dyalisables, et solubles dans le sérum artificiel. Cette tuberculine serait 10 fois plus active que la tuberculine précipitée ancienne. On l'emploie à doses progressivement croissantes, à partir d'un millième de milligramme. On injecte, une première fois, un millième de milligramme, puis 12 jours après deux millièmes de milligramme, puis 12 jours après cinq millièmes de milligramme. On continue ensuite tous les 12 jours par 8 millièmes de milligramme, 1,2, 5 et 8 centièmes de milligramme; 1, 2, 5 et 8 dixièmes de milligramme. On s'arrête enfin à la dose d'un milligramme que l'on peut injecter, sans jamais la dépasser, tous les 10 ou 12 jours, au besoin pendant plusieurs mois, jusqu'à ce que le traitement soit jugé satisfaisant dans ses résultats. Toute réaction fébrile ou autre devra faire cesser immédiatement le traitement. On ne le reprendra qu'un peu plus tard, quand tout phénomène aura disparu depuis 15 jours, et on recommencera par la dose inférieure à celle qui a déterminé la réaction.

Je ne puis vous donner les opinions de tous les auteurs qui ont utilisé les diverses tuberculines de Koch. Je vous ferai seulement connaître l'*opinion des médecins français* qui en ont fait récemment usage.

M. L. Guinard a utilisé au sanatorium de Bligny, avec une grande prudence, la *tuberculine de l'Institut Pasteur.* Il commence par injecter $1/250^e$ de milligramme pour arriver jusqu'à un vingtième de milligramme, dose maxima. M. Guinard opère très lentement, en espaçant les doses de manière à éviter toute réaction, toute élévation de température, si minime soit-elle, et même tout malaise, tel qu'une perte légère de force ou une sensation de fatigue. M. Guinard pense que la tuberculine, employée de cette façon, peut donner de bons résultats.

« Quant aux formes cliniques de la tuberculose pulmonaire, dans lesquelles on est autorisé à tenter l'essai de cette médication, il est bien difficile de les préciser, car, à ce point de vue, tout est à faire ; il y a d'ailleurs à compter beaucoup avec la façon de réagir de chaque individu et c'est là encore une raison qui rend plus délicate la pratique de la tuberculine.

« Je dirai seulement, car la question m'a été posée, que l'existence d'une fièvre modérée, quand on connaît bien sa marche et ses caractères journaliers, ne constitue pas une contre-indication, surtout si les lésions ne sont pas graves et si, en particulier, il s'agit de malades paraissant plus intoxiques que lésés. Par contre, la plus grande prudence est de rigueur avec les congestifs, les hémoptoïques et les sujets porteurs de foyers évolutifs en pleine activité.

« En somme, je crois qu'en France, nous avons eu tort de rester sur la première impression défavorable qui, fatalement, s'imposait après les incidents fâcheux et décourageants qui ont suivi la découverte de la tuberculine (1). »

Depuis quelque temps, M. L. Guinard est revenu à des doses plus faibles de tuberculine au début du traitement, et il utilise l'ancienne « lymphe de Koch » diluée à 0,25 pour 1 000.

La *tuberculine T. R.* a été employée par beaucoup d'auteurs et surtout par Wright qui a obtenu de bons résultats dans les tuberculoses locales ; mais, comme l'a dit mon collègue, M. André Jousset, dans un rapport très documenté sur les opsonines, à la Société d'Études scientifiques sur la Tuberculose : « Wright semble avoir abandonné la lutte contre la tuberculose pulmonaire par la tu-

(1) L. GUINARD. *Revue de la tuberculose*, décembre 1907.

berculine T. R., trop dangereuse, à son avis, même quand elle est surveillée. Quand ces essais n'auraient abouti qu'à éclairer le public médical sur les dangers d'une méthode redoutable et à éviter les accidents fameux qui ont accompagné le lancement de la première tuberculine, il faudrait encore en féliciter l'auteur, qui a fait ici preuve d'une prudence que ne partagent pas tous les auteurs allemands et anglais (1). »

En 1909, j'ai rapporté à la Société d'études scientifiques sur la tuberculose le résultat de ma pratique personnelle de deux années, portant sur 30 tuberculeux pulmonaires, dont la tuberculine avait constitué le seul mode de traitement, sans cure d'air à la campagne et sans aucune autre médication.

Je me suis servi de la tuberculine « pour usage médical » de l'Institut Pasteur de Paris. Cette tuberculine est livrée dans les ampoules dont un centimètre cube représente dix milligrammes de tuberculine solide précipitée par l'alcool. J'ai dilué cette solution mère dans le sérum physiologique pour obtenir le litre suivant : un centimètre cube de la solution représente *un cinq-centième de milligramme* de tuberculine solide. J'ai utilisé cette solution chez tous mes malades. Je remplissais avec la solution des ampoules en verre

---

(1) André JOUSSET. La méthode opsonique de Wright, *Soc. d'études scient. sur la tub.*, avril 1907, p. 155.

noir, d'une contenance de deux centimètres cubes, et je les stérilisais à l'autoclave. Mises à l'abri de la lumière, ces ampoules conservent très longtemps leur activité.

La quantité de solution injectée par séance à chaque malade a varié entre un quart de centimètre cube et deux centimètres cubes et demi, c'est-à-dire un demi-millième de milligrame et un deux-centième de milligramme de tuberculine, dose que je n'ai pas dépassée. L'injection pratiquée soit profondément dans les muscles de la fesse, soit sous la peau de l'abdomen est à peine douloureuse. La température centrale, prise toutes les deux ou trois heures après l'injection, faite dans la matinée, était prise tard dans la soirée, reprise le matin de bonne heure et deux à trois fois dans le cours de cette journée; il était possible de se rendre compte des moindres réactions thermiques.

Les injections étaient faites à un intervalle variant entre quatre à douze jours, généralement tous les cinq, six et sept jours. La durée du traitement a varié de un mois à huit mois.

Les malades traités, au nombre de trente, comprenaient six malades de la ville et vingt-quatre malades de l'hôpital de la Pitié.

Ces malades étaient des tuberculeux indiscutables, présentant des bacilles dans leurs crachats. Ils étaient tous dans un état d'apyrexie relative, c'est-à-dire que leur température rectale ne dépassait pas 37°,8 le soir. La plupart n'avaient jamais eu d'hémoptysies ; chez ceux qui en avaient été atteints, il s'était écoulé un intervalle de deux ou trois mois depuis la dernière hémorragie. Les lésions pulmonaires de ces malades variaient depuis le ramollissement le plus léger jusqu'à la petite caverne ; trois malades atteints de cavernes de petite dimension ont été traités. Les lésions pulmonaires étaient bilatérales dans un quart des cas. Les malades n'étaient porteurs d'aucune autre tuberculose, sauf dans trois cas, où la bacillose pulmonaire s'accompagnait de tuberculose ganglionnaire. J'ai écarté systématiquement les malades atteints d'albuminurie et d'entérite.

L'âge des malades oscillait entre 28 et 43 ans. Quatre malades étaient moins âgés ; l'un avait dix-sept ans, l'autre vingt-ans, les deux autres avaient vingt-trois ans.

Sur ces trente malades, dix-neuf ont été améliorés, cinq sont restés dans le même état, cinq ont été aggravés et un a succombé.

L'amélioration a été très notable chez cinq malades de ville et chez quatorze malades d'hôpital. Cette amélioration a porté sur le poids qui a augmenté de un à dix kilogrammes, sur l'état général qui s'est relevé considérablement, sur l'expectoration qui a diminué ou s'est tarie, enfin sur les lésions locales qui se sont séchées et sclérosées. L'amélioration ne s'est pas maintenue chez tous les malades. Chez quelques-uns, la bacillose a continué à évoluer deux à trois mois après leur sortie de l'hôpital. Chez d'autres, revus six à huit mois après la fin du traitement, tout le bénéfice acquis s'est conservé ; chez deux d'entre eux, le poids a continué à augmenter et les lésions se sont encore réduites, sans aucun traitement.

L'état est resté stationnaire chez cinq malades. Je n'ai constaté de modification ni de l'état général ni de l'état local.

L'état s'est aggravé chez cinq malades. Le poids a baissé de un à trois kilogrammes. La température s'est élevée de deux dixièmes de degrés à deux degrés. Les lésions se sont accentuées. L'expectoration est devenue plus abondante. L'état général s'est altéré.

Un malade a succombé à la suite du traitement. C'était un homme de 38 ans, ayant commencé sa tuberculose par une hémoptysie six mois auparavant. Il était atteint d'un début de ramollissement du sommet gauche. Il était complètement apyrétique. Cet homme n'était pas hospitalisé ; il venait de loin faire pratiquer ses injections à la Pitié et retournait immédiatement chez lui. Nous lui avons inoculé, en 35 jours, trois fois de la tuberculine, une fois un millième de milligramme et deux fois un cinq-centième de milligramme. La première injection n'a pas produit de réaction ; la seconde injection a amené une réaction thermique d'un degré ; la troisième injection a produit un réaction thermique d'un degré et demi. Vingt jours après la dernière injection, le malade fut pris de frissons, d'une température de 40° et de tous les signes de foyers multiples de broncho-pneumonie tuberculeuse. Il a succombé seize jours après le début de cette complication. Il m'est impossible d'affirmer que la tuberculinothérapie ait été la cause des accidents terminaux, mais j'ai cru devoir rapporter cette observation. On pourrait en conclure qu'il ne convient pas d'imposer de longs trajets aux malades après une injection même très minime de tuberculine. Tels sont les résultatats obtenus. Ces cas avaient été choisis avec le plus grand soin, et j'ai eu beaucoup de peine à trouver parmi mes malades de l'hôpital de la Pitié des tuberculoses assez torpides pour pouvoir être traitées.

Après chaque injection, les malades étaient interrogés sur les moindres phénomènes observés et je m'attachais à éviter toute réaction locale ou générale, si minime fût-elle. Selon les incidents notés après chaque injection, j'augmentais, je diminuais, ou j'espaçais les doses, car je ne crois pas qu'on puisse, en bonne et saine clinique, augmenter progressivement et régulièrement les doses de tuberculine, sans tenir compte des effets produits ; en agissant ainsi, on s'expose à des mécomptes et à des accidents. J'ai observé rarement des élévations de température après les injections. Je n'ai noté que quelques élévations de 2, 3, 4, 5, dixièmes de degrés. Les élévations ayant dépassé 8 dixièmes de degré et un degré ne sont produites que dans les cas aggravés.

Aucun de mes malades n'a présenté d'hémoptysie, bien que j'aie noté dans quelques cas une réaction pulmonaire très légère, qui ne m'a pas paru avoir de sérieux inconvénients.

« De toutes les nombreuses médications utilisées chez les malades de ma salle Piorry, de l'hôpital de la Pitié, — salle d'une hygiène déplorable, contenant plus de 5o lits pour une capacité de 1 563 mètres cubes, — disais-je dans ma communication, le traitement par la tuberculine est le seul qui m'ait donné un résultat aussi satisfaisant (1). »

M. Küss a utilisé au sanatorium d'Angicourt la tuberculine sèche précipitée « pour usage médical » de l'Institut Pasteur de Paris, et il concluait ainsi de ses essais thérapeutiques : « Un médecin ayant l'expérience des tuberculeux connaissant bien les idées directrices fondamentales de la tuberculinothérapie, disposant de la compétence et du temps suffisants pour observer attentivement ses malades, peut employer la tuberculine avec sécurité et avec confiance chez des tuberculeux pulmonaires bien choisis ; le traitement leur sera souvent utile, en aucun cas nuisible (2). »

*
* *

(1) Louis Rénon. Les indications de la tuberculine dans la phtisiothérapie, *Soc. d'études scient. sur la tuberculose,* 11 mars 1909.

(2) Küss. Considérations pratiques sur la tuberculinothérapie, *Bulletin médical,* 27 mars 1909, p. 287.

Le *bouillon filtré* de M. Denys (de Louvain) résulte de la filtration sur bougie de porcelaine d'une culture de bacilles de Koch sur bouillon glycériné, additionnée d'acide phénique ou de thymol pour empêcher la putréfaction. Ce bouillon filtré diffère de l'ancienne tuberculine T.A de Koch, parce qu'il n'est pas évaporé et concentré par la chaleur, qui d'après M. Denys, pourrait détruire certaines propriétés vaccinantes de la tuberculine ; il diffère de la tuberculine T. R. de Koch, parce qu'il n'est pas constitué par les corps microbiens eux-mêmes, mais par leurs produits de sécrétion. M. Denys a exposé le principe de sa méthode et la technique à utiliser dans un excellent ouvrage qui est un véritable modèle de tuberculinothérapie (1). Le bouillon filtré de M. Denys est préparé en flacons de 5 centimètres cubes, formant une série de neuf dilutions de 10 en 10 fois plus faibles, et qui sont désignées de la manière suivante :

B. F. III,	ou B. F. non dilué.	
— II,	B. F. dilué au 1/10	
— I,	—	1/100
— 0,	—	1/1000
— 0 au 1/10 ou B. F. $\dfrac{0}{10}$	—	1/10000
— 0 au 1/100 — $\dfrac{0}{100}$	—	1/100000
— 0 au 1/1000 — $\dfrac{0}{1\,000}$	—	1/1000000

(1) J. DENYS. *Le bouillon filtré du bacille de la tuberculose dans le traitement de la tuberculose humaine*, Paris, 1905.

B. F. o au 1/10000   — $\dfrac{\text{o}}{10\,000}$ B. F. dilué au 1/10000000

—   o au 1/100000   — $\dfrac{\text{o}}{100\,000}$ —   1/100000000

Dans cette nomenclature :

o,1 de centimètre cube de III			équivaut à 100 milligr. de bouillon filtré non dilué.	
o,1	—	II	—	10 milligr.
o,1	—	I	—	1 —
o,1	—	o	—	1/10 de milligr.
o,1	—	o au 1/10	—	1/100 —
o,1	—	o au 1/100	—	1/1000 —
o,1	—	o au 1/1000	—	1/10000 —
o,1	—	o au 1/10000	—	1/100000 —
o,1	—	o au 1/100000	—	1/1000000 —

Le bouillon filtré de M. Denys a été utilisé en France par de nombreux auteurs. M. F.-X. Gouraud s'en est montré satisfait. M. H. Hamant, dans son sanatorium de Beaulieu à Cambo, a utilisé, avec la rigueur d'observateur patient et minutieux qui lui est coutumière, le bouillon filtré sur 14 malades. Il est arrivé aux résultats suivants :

Cinq malades complètement guéris, soit 35,71 pour 100. Trois malades très améliorés, et à guérison prochaine probable, soit 21,42 pour 100. Deux malades assez améliorés, soit 14,28 pour 100. Quatre malades pour lesquels l'effet de la tuberculinothérapie a été nul et aurait pu devenir dangereux s'il avait persisté à y avoir recours, soit : 28,67 pour 100. « De tels chiffres, dit-il, ne sont-ils pas vraiment encourageants ? Arriver à une proportion de plus d'un

tiers de guérisons dans le traitement de tuberculeux, porteurs de lésions anciennes, et pour la plupart, importantes,
profondes, destructives même, n'est-ce pas un résultat véritablement fort satisfaisant, et qui autorise les plus grandes
espérances pour l'avenir (1) ? »

Dans le traitement par le bouillon filtré, on peut commencer par la dose la plus minime, un dixième de centimètre cube d'une dilution au cent millionième, soit un
milliardième de centimètre cube. On procède ensuite par
transitions régulières vraiment insensibles, et on peut arriver très doucement aux doses les plus élevées, soit un centimètre cube de bouillon filtré non dilué, avec le minimum
de chances d'incidents ou de complications. M. Hamant,
dans le traitement de ses malades de Cambo, a procédé
avec plus de régularité que ne le conseille M. Denys. « Je
m'attache, dit-il, à pratiquer mes injections, à raison de
trois par semaine, à jours fixes, en commençant par la
dose la plus minime, et en gagnant ainsi régulièrement la
dose la plus forte, que je soutiens, pendant deux mois, et
cela, sans jamais omettre une seule dose ni rapprocher les
injections, et sauf incidents ou complications m'obligeant
alors à suspendre momentanément le traitement et à le reprendre ensuite, avec des doses alors un peu inférieures à

(1) H. Hamant. Quelques réflexions sur 14 cas de tuberculose pulmonaire
soumis à la tuberculinothérapie jointe au régime sanatorial, *Concours médical*,
26 septembre 1909, p. 751.

celle qui a amené l'incident ayant motivé la suspension. Je crois que ma manière de procéder, qui est, en somme, celle du Pr Denys régularisée, me permet d'obtenir, par une sorte de vaccination insensible, très régulière et progressive, le maximum de résultat avec le minimum de chance de complications, d'inconvénients et, par conséquent, d'arrêts du traitement. J'y vois en outre l'avantage de laisser à chaque injection le temps de produire tout son effet, puis à l'organisme le temps de se reposer en attendant l'injection suivante. En résumé, ma manière de faire, pour paraître peut-être un peu longue, puisqu'elle suppose des injections pratiquées régulièrement pendant neuf mois, doit faire finalement gagner du temps par la régularité qu'elle assure, sans arrêts, d'une manière presque absolue dans l'application du traitement (1). »

*
* *

La *tuberculine de M. Maréchal* est composée par l'association de la tuberculine T. R. de Koch et du bouillon filtré de M. Denys (de Louvain). Le principe de l'auteur est d'allier l'action immunisante des corps bacillaires broyés de la tuberculine T. R. à l'action antitoxique des toxalbumines du bouillon filtré de M. Denys.

(1) Hamant. *Loco citato,* 19 novembre 1909, p. 714.

La tuberculine de M. Maréchal a été utilisée en France avec succès par MM. S. Bernheim et Quentin et par M. Pégurier, de Nice.

Messieurs, il m'est impossible de terminer l'étude des tuberculines dans cette seule conférence. Dans la séance prochaine, je finirai l'exposé de cette très intéressante question.

VII

LE TRAITEMENT BIOLOGIQUE « SPÉCIFIQUE » PAR LES TUBERCULINES *(Suite et fin)*.

La tuberculine de M. Béraneck. — La tuberculine de M. Jacobs. — La tuberculine, les vaccins et les Immun-Körper de M. Carl Spengler.

Les réactions locales, générales et de foyer au cours de la tuberculinothérapie. — Leur utilité et leur danger.

Opinion critique personnelle sur l'emploi des tuberculines. — Indications et contre-indications. — Valeur pratique de la tuberculinothérapie limitée et restreinte.

L'association des sérums et des tuberculines. — La tuberculine sensibilisée. — La nouvelle tuberculine de M. Vallée.

Messieurs,

Dans cette conférence, nous allons examiner d'abord une tuberculine dont l'usage s'est considérablement développé au cours de ces dernières années, la tuberculine de M. Béraneck. Nous verrons ensuite les accidents et les réactions produites par les tuberculines. Je terminerai en vous donnant mon appréciation personnelle sur la tuberculinothérapie et en vous en exposant les indications et les contre-indications.

Le Pr Béraneck (de Neufchâtel) a fait connaître, en 1903, à l'Académie des Sciences, un nouveau principe de traitement de la tuberculose, basé sur l'idée suivante : « Pour enrayer l'évolution de la tuberculose, le problème consiste moins à neutraliser par des antitoxines les toxines sécrétées qu'à augmenter la résistance des phagocytes et à renforcer leur action bactériolytique. » Pour obtenir une vaccination directe de l'organisme pendant l'évolution même de la maladie, le Pr Béraneck fait usage d'un mélange de toxines extra et intracellulaires, celles-ci étant extraites du protoplasma des bacilles par l'acide ortho-phosphorique à 1 pour 100. On obtient avec cette méthode une mithridatisation progressive et insensible de l'organisme contre les poisons tuberculeux. Injectée par voie sous-cutanée à doses progressives, la *tuberculine de M. Béraneck* vaccine les phagocytes contre son effet toxique. En même temps, elle augmente la résistance de ces phagocytes à l'égard des toxines élaborées par le bacille de Koch *in vivo* ; elle les rend aptes à neutraliser ces toxines. Par suite de cette vaccination, les phagocytes pénétrant dans les tissus injectés englobent même le bacille tuberculeux et le détruisent par un procédé de digestion intracellulaire. L'immunisation acquise sous l'influence de cette tuberculine n'est pas absolue, mais relative. « Elle dépend pour une large part de l'aptitude que possèdent les cellules protectrices de l'organisme à être stimulées par cette tuberculine dans leur lutte contre le bacille de Koch (1). »

La tuberculine de M. Béraneck a été l'objet d'études répétées et suivies du Pr Sahli (de Berne) (2).

La tuberculine de M. Béraneck est livrée au corps médical en 17 solutions principales qui sont désignées par les symboles :

$$\frac{A}{512};\ \frac{A}{256};\ \frac{A}{128};\ \frac{A}{64};\ \frac{A}{32};\ \frac{A}{16};\ \frac{A}{8};\ \frac{A}{4};\ \frac{A}{2};\ A;\ B;\ C;\ D;\ E;\ F;\ G;\ H.$$

Chacune de ces solutions, en commençant par $\frac{A}{512}$, est deux fois plus concentrée que la précédente. $\frac{A}{256}$ contient donc deux fois plus de tuberculine que $\frac{A}{512}$; $\frac{A}{128}$ en contient deux fois plus que $\frac{A}{256}$ et ainsi de suite. H ne répond pas tout à fait à la solution mère de la tuberculine (un vingtième) mais représente la solution la plus concentrée dont on fasse usage en clinique. Elle équivaut approximativement à 1,5 pour 100 de tuberculine pure.

La solution la plus faible est $\frac{A}{512}$; la solution la plus forte est H.

---

(1) E. Béraneck. La tuberculine Béraneck et son mode d'action, *Revue médicale de la Suisse romande*, 20 juin 1907.

(2) Sahli. *Le traitement de la tuberculose par la tuberculine*, traduction française de Guder et Pallard, Paris et Genève 1907, et *Loco citato*, 1910.

En supposant que H représente la tuberculine Béraneck pure (TBk), on pourra établir l'échelle dégressive suivante (échelle du Pr Sahli) :

$$H = TBk \text{ (Tuberculine Béraneck pure),}$$
$$G = \frac{TBk}{2} \qquad \frac{A}{2} = \frac{TBk}{256}$$
$$F = \frac{TBk}{4} \qquad \frac{A}{4} = \frac{TBk}{512}$$
$$E = \frac{TBk}{8} \qquad \frac{A}{8} = \frac{TBk}{1\,024}$$
$$D = \frac{TBk}{16} \qquad \frac{A}{16} = \frac{TBk}{2\,048}$$
$$C = \frac{TBk}{32} \qquad \frac{A}{32} = \frac{TBk}{4\,096}$$
$$B = \frac{TBk}{64} \qquad \frac{A}{64} = \frac{TBk}{8\,192}$$
$$A = \frac{TBk}{128} \qquad \frac{A}{128} = \frac{TCk}{16\,384} \text{ etc.}$$

Chaque flacon contient 10 centimètres cubes d'une de ces solutions. On utilise pour le traitement une seringue spéciale d'une capacité de un centimètre cube graduée en vingtièmes de centimètre cube. Les divisions doivent être suffisamment espacées pour qu'on puisse sans difficulté injecter un vingtième de centimètre cube.

Comment utiliser la tuberculine de M. Béraneck dans la *pratique* médicale ?

Les injections hypodermiques de tuberculine de M. Béraneck doivent se faire tous les trois jours. Elles se font le matin de préférence, soit sous la peau du thorax ou de l'abdomen, soit sous la peau des bras.

Chez les malades apyrétiques, avec bon état général, on débute par l'injection de un vingtième de centimètre cube $\dfrac{A}{128}$; chez les malades fébriles ou débilités, on débutera par un vingtième de centimètre cube $\dfrac{A}{512}$ ou par un vingtième de centimètre cube d'une solution encore plus diluée, telle que $\dfrac{A}{1024}$, $\dfrac{A}{2048}$, $\dfrac{A}{4096}$; si la dose initiale n'a provoqué aucune réaction, on continuera le traitement en tenant compte des règles suivantes :

1. Chaque dose de tuberculine est répétée au moins 5 à 6 fois dans les cas apyrétiques, au moins 10 fois dans les cas fébriles ou débilités, afin de bien pouvoir se rendre compte de son effet. S'il se produit une réaction quelconque, on passe à une solution plus diluée ; en l'absence de toute réaction, on augmente la dose de tuberculine.

2. Dans la tuberculose pulmonaire, l'augmentation de la dose ne dépassera jamais un vingtième de centimètre cube.

3. Lorsque, par cette progression lente, on tombe sur une dose optima, on s'en tiendra à l'inoculation de cette dose, aussi longtemps qu'elle exercera un effet favorable au point de vue thérapeutique.

4. Chez des malades très affaiblis ou chez ceux qui réagissent déjà à des doses homéopatiques de tuberculine, il est souvent avantageux d'espacer les inoculations et de les

faire tous les quatre, cinq, six jours, par exemple, au lieu de tous les trois jours.

S'il survient pendant le traitement une affection quelconque intercurrente, on suspend les injections ou on diminue la dose de tuberculine en espaçant les injections. Chez les femmes tuberculeuses, il faut suspendre les injections pendant l'époque menstruelle.

Le traitement par la tuberculine de M. Béraneck est toujours de longue durée comme d'ailleurs tous les traitements par la tuberculine. Mais il importe avant tout d'éviter les réactions dont je vous parlerai tout à l'heure. Aussi les effets thérapeutiques ne se manifestent-ils souvent qu'au bout de plusieurs mois.

Chez les malades qui bénéficient du traitement « l'état général est le premier influencé : les malades si vite fatigués à propos de tout ou de rien, accusent un relèvement de forces, l'appétit se réveille et le poids augmente progressivement... Après le relèvement de l'état général, on observe la régularisation de la température — qui cesse de s'élever au moindre exercice — et le ralentissement du pouls. Quant aux lésions pulmonaires, elles ne se modifient que beaucoup plus tard, au bout de quelques mois. La toux diminue et cesse, l'expectoration ne contient plus de bacilles et finit par se tarir complètement » (1). Mais tous les malades

(1) J. PALLARD. Le traitement de la tuberculose pulmonaire par la tuberculine de Béraneck, *Province médicale*, 14 décembre 1907.

ne guérissent pas, même parmi ceux qui paraissent peu atteints, et cela surtout lorsqu'il s'agit de tuberculose à marche rapide. M. Bauer a apporté au Congrès de médecine de Paris de 1907 cent cinquante observations de malades traités par cette méthode avec des résultats satisfaisants. « Une vaccination antituberculeuse par la tuberculinothérapie, dit M. Béraneck, demande beaucoup de persévérance ; elle est d'autant plus assurée du succès que la capacité de vaccination des moyens de défense de l'organisme a été moins entamée par les effets pathologiques de l'infection bacillaire. C'est pourquoi, avant de recourir à ma tuberculine, il est préférable de ne pas attendre que la tuberculose ait accompli son œuvre d'intoxication générale et de destruction locale (1). »

En France, la tuberculine de M. Béraneck a été surtout employée par l'école lyonnaise, par MM. S. et Fernand Arloing et par M. Dumarest, avec des résultats très satisfaisants, si l'on tient compte des indications que je vous ferai connaître à la fin de cette conférence. Elle a été utilisée aussi avec succès chez les vieillards tuberculeux par M. G. Etienne qui a noté d'intéressantes modifications de la formule sanguine sous son action (2).

---

(1) Béraneck. Tuberculinothérapie et tuberculine Béraneck, *Presse médicale d'Egypte,* 1er juin 1910.

(2) G. Etienne. Etude sur la tuberculinothérapie notamment chez les tuberculeux âgés, *Revue médicale de l'Est,* 1910-1911.

*
* *

La *tuberculine de M. Jacobs*, tuberculine T. J. est préparée par une culture sur bouillon de tuberculose humaine de virulence toujours identique et contrôlée. Elle ne contient pas de bacilles. Elle est étendue de glycérine. Cette solution mère est diluée à sept titres différents, et délivrée dans des ampoules de 2 centimètres cubes de contenance.

Cette tuberculine a été utilisée en France par MM. S. Bernheim et Barbier et par M. Mongour. Pour MM. S. Bernheim et Barbier, de toutes les tuberculines préconisées et expérimentées, celle de M. Jacobs leur a paru « à la fois la plus facile à manier, la moins dangereuse à administrer et aussi la plus efficace dans le traitement des diverses manifestations et des variétés cliniques de la tuberculose » (1). M. Mongour, après deux ans de pratique de la tuberculine T. J. portant sur 32 malades atteints de tuberculose pulmonaire aiguë et 4 malades atteints de tuberculose pulmonaire chronique, se montre très réservé sur l'emploi de cette tuberculine. « La tuberculinothérapie retrouve son efficacité dans les tuberculoses pulmonaires torpides à évolution lente, à tendance fibreuse, c'est-à-dire dans les cas

---

(1) S. Bernheim et P. Barbier. Valeur thérapeutique des tuberculines, *Congrès international de la tuberculose de Washington*, 1908.

où les guérisons spontanées s'observent le plus fréquemment (1). »

*
* *

Parmi les diverses tuberculines en voie d'expérimentation, je dois dire un mot des *tuberculines et des vaccins de M. Carl Spengler* qui auraient donné, à Davos et à l'étranger, de remarquables résultats cliniques. La méthode repose sur le principe suivant : l'homme tuberculeux serait infecté par des bacilles bovins et par des bacilles humains, ayant des propriétés toxiques opposées, et le traitement devrait consister à injecter chaque fois, un produit dérivé du bacille secondaire pour neutraliser l'action du bacille prédominant. En plus de ces tuberculines, M. Carl Spengler utilise deux vaccins : le premier issu des bacilles humains, le second dérivé des bacilles bovins. L'auteur appuie sa méthode sur une série de preuves tirées de la morphologie des bacilles des crachats et des réactions agglutinantes et précipitantes des bacilles tuberculeux. Il injecte de très faibles doses de ces préparations, de un dix-millième à un millième de milligramme de tuberculine, et un cent-millionème à un millionème de milligramme de vaccins.

(1) Ch. Mongour. Traitement de la tuberculose pulmonaire par la tuberculine T. J., *Société de médecine et de chirurgie de Bordeaux*, 14 mai 1909.

L'avenir nous dira ce qu'il convient de penser de cette médication, qui repose sur des idées théoriques encore très discutées par beaucoup d'auteurs.

M. Carl Spengler a préconisé une nouvelle préparation antituberculeuse à laquelle il a donné le nom de *I. K. ou Immun-Körper*. C'est un extrait cellulaire de globules rouges de chevaux immunisés contre la tuberculose, qui aurait, d'après M. Carl Spengler, une action antitoxique et lytique. C'est un liquide incolore livré en ampoules de un centimètre cube, et échelonné sur 5 dilutions, allant de $\dfrac{1}{10}$ à $\dfrac{1}{100\,000}$. Les I. K. ont donné en France à M. F.-X. Gouraud dans quelques cas d'assez bons résultats.

*
* *

Tel est, Messieurs, l'exposé des principales tuberculines utilisées actuellement en thérapeutique. Mais ces tuberculines, de même que les sérums, ne sont pas sans danger. Dans l'emploi des tuberculines, on observe des *accidents* caractérisés par des *réactions*, qu'il nous faut étudier pour voir comment il est possible de les éviter.

Les *réactions* à la tuberculine sont de trois ordres, réactions locales, réactions générales et réactions de foyer.

Localement, on peut voir le soir ou le lendemain de l'injection une légère rougeur apparaître à l'endroit de la piqûre ; parfois la rougeur est tuméfiée et un peu douloureuse. Exceptionnellement, on constate une rougeur plus intense avec induration ou aspect érysipélateux.

Les réactions générales portent sur la température, sur le pouls, sur le système nerveux et sur le tube digestif. La température peut s'élever d'une façon variable dans les heures suivant l'injection ; mais toute température qui s'élève de 2 ou 3 dixièmes de degré est déjà une température anormale de réaction. Le pouls s'accélère parfois et bat 10, 15, 20 pulsations de plus à la minute. Le malade peut se sentir plus fatigué, plus mal en train ; il peut se plaindre de lourdeurs de tête ou de céphalalgie ; il peut ne pas dormir ou être agité, surexcité, nerveux. Parfois l'appétit est diminué, il existe quelques pesanteurs gastriques, un état saburral de la langue, rarement des vomissements.

Les réactions de foyer se montrent du côté de l'appareil respiratoire ; elles peuvent être des plus variables dans leurs manifestations et leur intensité. Tantôt, ce sont de véritables complications, telles que pleurésie, congestion pulmonaire, broncho-pneumonie. Tantôt, ce sont des douleurs thoraciques, une poussée de bronchite, une expectoration plus abondante, tous signes qui, d'après M. Küss, sont dus à la tuméfaction des tubercules ou à l'accentuation de la suppuration des foyers tuberculeux. Le plus souvent, il s'agit de réactions pulmonaires légères, indiquées par M. Turban dès 1890, et qui consistent surtout dans des augmentations notables et momentanées de la matité et dans la transformation des râles, qui, pendant la réaction, sont plus fins, plus aigus, et deviennent plus gras et plus humides à la fin de la réaction. Dans les poussées réactionnelles intenses, on peut noter quelquefois des hémoptysies. Parfois la réaction révèle des foyers tuberculeux restés inaperçus à l'auscultation la plus minutieuse ; parfois aussi, elle transforme en tuberculose ouverte une tuberculose qui semblait fermée.

Voici, Messieurs, rapidement esquissées les principales réactions observées au cours du traitement par la tuberculine. Selon leur intensité plus ou moins grande, ces réactions peuvent déterminer ou non des accidents plus ou moins sérieux. Les réactions ont été expliquées par M. Küss par une véritable anaphylaxie vis-à-vis de la tuberculine (1). Cette anaphylaxie se montre sur les tissus sains au niveau de la piqûre ; elle se manifeste par des phénomènes thermiques et elle agit avec une précision étonnante sur les foyers tuberculeux, produisant des réactions pulmonaires perceptibles seulement à une auscultation attentive.

Si les réactions observées en tuberculinothérapie sont dues à une anaphylaxie tuberculinique, il paraît logique d'essayer d'éviter ces réactions pendant le traitement. Mais, l'expérience a montré que, parfois, à la suite des réactions, les malades guérissaient mieux et plus vite. La réaction a

(1) Küss. Considérations pratiques sur la tuberculinothérapie, *Bulletin médical*, 27 mars 1909.

paru quelquefois une réaction bienfaisante. La réaction est donc une arme à deux tranchants, bonne ou mauvaise, selon les cas. Des phtisiothérapeutes éminents tels que Koch, Petrusky, Carl Spengler, Roemish considèrent la réaction de foyer comme nécessaire à la guérison. M. Citron est de cet avis, mais il pense qu'il faut restreindre le plus possible l'intensité de la réaction du foyer malade. D'autres phtisiothérapeutes aussi éminents, tels que M. Denys, M. Sahli, s'élèvent contre la nécessité de la réaction; ils mentionnent de nombreux exemples de guérison par la tuberculine sans aucune réaction. Ils estiment les réactions superflues et souvent dangereuses. M. Wolf-Eisner fait remarquer que la réaction ne détermine pas toujours un processus scléreux autour du foyer et qu'elle n'aboutit pas toujours à un état de guérison relative; elle est au contraire susceptible dans certains cas, de provoquer l'extension du processus tuberculeux (1). Enfin des phtisiothérapeutes aussi distingués que les précédents, comme M. Turban, admettent que les réactions de foyer ne peuvent être évitées. Pour eux, les réactions de foyers insoupçonnées sont extrêmement fréquentes. Aussi doit-on penser, au nom de la clinique, plus qu'au nom de la théorie, qu'il y a une utilité à une réaction de foyer très limitée. Il m'est arrivé d'observer chez plusieurs de mes malades des réactions

(1) Wolf-Eisner. Traitement de la tuberculose par la tuberculine, *Société de médecine berlinoise,* 24 novembre 1909.

pulmonaires très légères, malgré toutes les précautions
prises pour les éviter. Ces réactions n'ont pas eu le moindre inconvénient. Mais, en pratique, il faut surtout chercher à ne pas obtenir de réaction. Si l'on disait qu'il est
nécessaire de provoquer des réactions locales au cours de
la tuberculinothérapie, des excès thérapeutiques viendraient
rapidement compromettre une méthode qui mérite d'être
réhabilitée en France. M. Küss s'est fait le défenseur de
l'utilité de réaction du foyer dans notre pays. Il recherche
les réactions de foyer, sans atteindre une intensité trop
grande, chez les tuberculeux à pronostic favorable, ayant
des lésions limitées, un bon état général et une température normale ; mais il pense « qu'il faut s'abstenir d'entretenir, dans les foyers tuberculeux, un état irritatif permanent » (1). M. L. Guinard juge l'opinion de M. Küss un
peu excessive, et dans sa pratique sanatoriale, il évite autant que possible toutes les réactions apparentes locales et
générales, en raison de l'impossibilité d'apprécier convenablement la valeur et l'importance des réactions.

Nous manquons actuellement de procédés commodes,
sûrs, *scientifiques* pour pouvoir apprécier l'hypersensibilité
de l'organisme à la tuberculine et nous servir de règle certaine de conduite dans la tuberculinothérapie. Le procédé
de la recherche de l'indice opsonique de Wright comme

(1) Küss. De l'utilité des réactions de foyer dans le traitement des tuberculoses pulmonaires par la tuberculine, *Bulletin médical*, 16 juin 1909, p. 565.

guide dans la thérapeutique immunisante, semble jugé aujourd'hui : « Les auteurs, dit le Pr Achard, s'accordent à reconnaître que cette recherche est parfaitement superflue et que les oscillations de l'indice n'ont pas d'influence sur le résultat du traitement (1). » La recherche de la persistance ou de la disparition de la cutiréaction ou de l'intradermoréaction au cours du traitement a plus de valeur. M. Jochmann a montré que la cutiréaction, après avoir été positive, devient négative, mais uniquement à l'égard de la préparation injectée, quand le traitement a été poursuivi pendant un temps suffisant. Chez un tuberculeux traité avec la tuberculine ancienne de Koch, M. Jochmann voit la cutiréaction disparaître avec cette tuberculine, tandis qu'elle est aussi intense qu'au début avec des émulsions bacillaires. La cutiréaction disparaît quand l'immunisation bacillaire est complète (2).

Pourrait-on trouver un guide sûr, dans la tuberculinothérapie, en examinant souvent la formule leucocytaire des malades ? Des recherches intéressantes de MM. F. Bezançon, de Jong et de Serbonnes, il ressort que l'*éosinophilie* constitue un des caractères fondamentaux de la tuberculose ; mais cette éosinophilie est plus marquée au moment

---

(1) Ch. ACHARD. Les opsonines, *Le Journal médical français,* 15 octobre 1910, p. 434.

(2) JOCHMANN. Traitement de la tuberculose pulmonaire par la tuberculine, *Société de médecine berlinoise,* 1er décembre 1909.

de la défervescence des poussées aiguës. Il est possible que se basant sur l'abondance de l'éosinophilie, on puisse arriver à déterminer le moment où une nouvelle injection de tuberculine puisse être faite sans danger. On pourrait tenir compte aussi de la tendance à l'augmentation des polynucléaires et à la diminution des mononucléaires, indiquée par M. G. Étienne dans les périodes d'anaphylaxie au cours de la tuberculinothérapie. En attendant une méthode pratique de laboratoire, on doit s'en rapporter à la *clinique,* et suivre les sages conseils du Pr Sahli. Ce savant a eu raison d'indiquer que la tuberculinothérapie ne doit pas s'accompagner de réaction même la plus minime. Il a bien fait remarquer que la plus petite accélération du pouls, le moindre malaise, la courbature, la céphalée, l'insomnie, l'inappétence sont des réactions à la tuberculine et ont « la même signification que la fièvre ».

*
* *

Messieurs, après cette étude des réactions au cours du traitement de la tuberculose pulmonaire par la tuberculine et des dangers qu'elles peuvent faire courir au malade, le moment est venu de vous donner mon opinion personnelle sur la question et de discuter les indications et les contre-indications de la tuberculinothérapie.

J'ai *personnellement utilisé* le bouillon filtré de M. Denys, la tuberculine de M. Béraneck, la tuberculine « pour usage médical » de l'Institut Pasteur de Paris et la tuberculine C. L. de l'Institut Pasteur de Lille.

Je ne me suis servi que chez quelques malades du bouillon filtré de M. Denys et de la tuberculine de M. Béraneck. Les résultats m'ont paru très satisfaisants. J'ai obtenu des résultats identiques avec la tuberculine C. L. de l'Institut Pasteur de Lille ; mais j'ai surtout employé la tuberculine précipitée « pour usage médical » de l'Institut Pasteur de Paris. Bien que M. Bauer admette que les tuberculines ne sont pas plus identiques entre elles qu'avec l'autotuberculine des tuberculeux, j'ai l'impression que les tuberculines se valent à peu près toutes ; j'estime que l'on peut en utiliser une ou alterner l'usage de l'une après l'autre, les différences d'action de chacune d'elles me paraissant plus théoriques que réelles. « Il n'y a pas d'argument qui permette en ce moment de préconiser l'une à l'exclusion de l'autre ; ce qu'il faut savoir, c'est que là où une a échoué, l'autre peut réussir (1). »

Avec ces tuberculines, j'ai continué d'observer les effets favorables que j'ai rapportés en 1909 et que je vous citais plus haut. J'ai traité actuellement par les tuberculines une centaine de malades avec des résultats satisfaisants. Aussi ai-je pu poser assez nettement les *indications et les*

(1) F.-X. Gouraud. *Traitement de la tuberculose pulmonaire par la tuberculine,* Paris, 1910.

contre-indications de ce que j'appelle la tuberculinothérapie limitée ou restreinte (1).

Pour moi, le traitement de la tuberculose pulmonaire par la tuberculine n'est qu'un traitement partiel. Mais, même partiel, ce traitement a une valeur pratique considérable dans des cas que la clinique thérapeutique a permis de limiter. Les *indications pratiques* me paraissent être les suivantes : tout d'abord, et avant tout, l'apyrexie « relative » du malade, dont la température rectale ne doit pas dépasser 37°,8 le soir. Parmi les tuberculeux apyrétiques, ceux qui ont le plus de chance de bénéficier de la tuberculinothérapie sont, d'une part, les tuberculeux du début à tuberculose lente, à une période d'au moins deux ou trois mois des hémoptysies ; d'autre part, les tuberculeux à bacillose torpide, déjà traités et améliorés par les médications ou la cure d'air, chez lesquels l'état général est parfait, mais l'état local s'immobilise dans des signes invariables. Dans ces derniers cas, une dizaine ou une quinzaine d'injections de tuberculine font parfois disparaître des lésions complètement fixées dans leur immobilité depuis des semaines, des mois et même plus. L'étendue et la profondeur de la lésion ne sont pas, *a priori*, un obstacle au traitement, si elle est arrêtée depuis quelques mois dans son évolution ; j'ai vu s'améliorer des lésions bilatérales et même de petites caver-

(1) Louis RÉNON. Valeur pratique de l'emploi limité des tuberculines dans le phtisiothérapie, *XIᵉ Congrès français de médecine*, Paris, octobre 1910.

nes chez des tuberculeux torpides et apyrétiques depuis longtemps. Je crois que « l'avenir de la tuberculinothérapie est plus dans les formes anciennes que dans les formes récentes de la bacillose » (1).

Par contre, les *contre-indications* me paraissent très nettes. Les tuberculoses fébriles, les tuberculoses hémoptoïques, les tuberculoses à marche aiguë, les tuberculoses en activité progressive, les tuberculoses très cavitaires ne peuvent qu'être aggravées par le traitement.

M. L. Guinard, MM. S. Arloing et F. Dumarest sont arrivés à des conclusions à peu près analogues. Ces derniers auteurs disent que « dans les formes fibro-caséeuses communes, la tendance évolutive fibreuse donne la mesure de l'indication de la tuberculine » (2). MM. S. Arloing et F. Dumarest pensent que la fièvre n'est pas une contre-indication aussi grande que je le crois à l'emploi de la tuberculine. J'ai observé, comme eux, comme M. le Pr Mayor (de Genève), et comme M. Guillermin, des malades légèrement fébriles améliorés par la tuberculinothérapie. Mais je crois qu'il faut réserver ces formes à la surveillance des hôpitaux et des sanatoria, et que, dans la pratique médicale courante, les médecins doivent s'abstenir de traiter les cas fébriles.

---

(1) Louis RÉNON. Les indications de la tuberculine dans la phtisiothérapie, *Soc. d'Études scientifiques sur la tuberculose*, 11 mars 1909.

(2) S. ARLOING et F. DUMAREST. Sur les indications et le mode d'emploi des tuberculines en thérapeutique, *Revue de la tuberculose*, octobre 1909.

Quelles *tuberculines* peut-on utiliser dans les cas indiqués plus haut ? Je vous ai déjà dit que j'ai vu des malades améliorés par toutes les tuberculines, par le bouillon filtré de M. Denys (de Louvain), par le bouillon filtré de M. S. Arloing, par la tuberculine de M. Béraneck (de Neufchâtel), par l'ancienne tuberculine de Koch de l'Institut Pasteur de Paris (1), par la tuberculine C. L. de l'Institut Pasteur de Lille.

Quelles *doses* de tuberculine peut-on injecter dans la pratique ? Je donne la préférence aux doses intermédiaires, doses qui d'après MM. F. Bezançon et Philibert laissent le sujet en état de réagir constamment (2), puisque la réaction limitée, je vous l'ai dit tout à l'heure, a en elle-même une certaine utilité, à la condition qu'elle ne soit pas violente et qu'elle ne dépasse pas le but. On peut commencer par un

---

(1) Je fais préparer les ampoules de la manière suivante, en deux solutions différentes. Je fais mettre, pour la solution la plus faible, une ampoule de un centimètre cube de tuberculine « pour usage médical » dans 5 litres de sérum physiologique stérilisé. On prépare avec cette solution des ampoules en verre noir d'une contenance de deux centimètres cubes qu'on stérilise à l'autoclave. Un centimètre cube de cette solution représente $\frac{1}{500}$ *de milligramme* de tuberculine. La solution la plus forte est préparée en mettant un centimètre cube de la même tuberculine dans 2 litres de sérum physiologique. Un centimètre cube de cette seconde solution représente $\frac{1}{200}$ *de milligramme* de tuberculine L'avantage de ces énormes dilutions dans 5 et 2 litres de sérum physiologique est d'éviter les causes d'erreur assez difficiles à éviter avec des dilutions successives.

(2) F. BEZANÇON et A. PHILIBERT. L'hypersensibilité à la tuberculine ancienne de Koch. *Congrès de l'avancement des sciences*, Toulouse 1910.

quart ou un demi-millième de milligramme de tuberculine
pour arriver progressivement à un centième, à un cinquan-
tième, et même à un vingtième de milligramme. Les injec-
-tions de tuberculine devront être espacées de 4 à 12 jours,
et le traitement demande à être très surveillé. On ne sait
jamais quelle dose de tuberculine il conviendra d'injecter la
fois suivante. Cela dépend de l'absence ou de l'intensité de
la réaction générale et locale. Comme il se produit souvent
des réactions qui échappent au malade et au médecin, en
principe, on doit s'efforcer de n'obtenir ni réaction thermique, ni réaction locale apparente, ni réaction de foyer.

Telle est, Messieurs, ma pratique de la tuberculinothérapie. Il est possible d'*associer* l'emploi des sérums antituberculeux au traitement par la tuberculine. Il y a là toute
une gamme d'indications qui dépendront de l'état local et
de l'état général des malades. On peut même traiter par les
sérums des poussées réactionnelles trop considérables survenues au cours de la tuberculinothérapie. On a même
essayé d'associer dans la même préparation les tuberculines et les sérums. En Allemagne, MM. F. et E. Meyer, en
infectant et en tuberculinisant des animaux, ont obtenu un
antisérum et une tuberculine sensibilisée. Cette tuberculine a été utilisée avec succès chez des nourrissons et chez
des jeunes enfants ; elle paraît mieux tolérée que les autres
tuberculines et elle semble meilleure pour le début du traitement. En France, M. Vallée a essayé de sensibiliser la tu--

berculine avec son sérum antituberculeux. Le sérum de chevaux hyperimmunisés précipite les bouillons de culture de bacilles, les tuberculines et les extraits bacillaires. Dans des recherches faites au sanatorium de Bligny avec M. Guinard, M. Vallée est arrivé à faire tolérer des quantités considérables, plusieurs milligrammes, voire un centigramme de cette tuberculine sensibilisée sans la moindre réaction (1). J'ai obtenu une tolérance aussi grande chez des tuberculeux fébriles et avancés. Nous espérions, après ce traitement préliminaire, pouvoir commencer le traitement par la tuberculine par des doses plus fortes. Malheureusement, cet espoir a été déçu. M Calmette nous a expliqué que l'absence de réaction tenait à l'absence de tuberculine dans la préparation composée seulement de globulines (2).

M. Vallée poursuit avec ténacité ses recherches intéressantes. Il vient de découvrir une nouvelle tuberculine comprenant les poisons totaux du bacille de Koch intra et extracellulaires, dont j'expérimente actuellement l'action. « Cette nouvelle tuberculine représente les poisons complets du bacille de Koch, et non, comme l'ancienne tuberculine de cet auteur, des exo et endotoxines *cuites*. Les seules tuberculines non chauffées, celle de Denys et la T. R.

(1) H. Vallée et L. Guinard. Des propriétés physiologiques des extraits de bacilles de Koch condensés et sensibilisés, *Académie des sciences*, 2 mai 1910.
(2) A. Calmette et L. Massol. Sur les réactions de précipitation des sérums de tuberculeux et des sérums d'animaux hyperimmunisés contre la tuberculose en présence des tuberculineux, *Académie des sciences*, 25 juillet 1910.

de Koch ne renferment que des poisons partiels : le bouillon de Denys, des exotoxines sans endotoxines et la T. R., des endotoxines sans exotoxines. Ma tuberculine contient, au contraire, le bouillon frais, sans aucune préparation, emprunté à des cultures très toxiques et l'endotoxine des bacilles de ces cultures obtenue par broyage des microbes (dans de l'eau distillée stérilisée) dans une atmosphère d'hydrogène à l'obscurité. Ainsi obtenue, l'endotoxine résume la constitution même du bacille sans aucune altération. Bouillon de cultures et endotoxines mélangés de façon à avoir les poisons totaux de la culture sont ensuite filtrés à pression nulle sur Berkefeld après dilution. Le produit est mis en ampoule et correspond à la solution à 1 pour 100 de la tuberculine de l'Institut Pasteur (1). »

Messieurs, il y a quatre ans, je demandais que nous établissions une posologie française de la tuberculine d'après notre propre expérience. C'est chose faite aujourd'hui, car vous avez pu vous convaincre que, malgré ses incertitudes et l'absence de base scientifique dans sa direction, le traitement par la tuberculine a une valeur pratique dans des cas limités de tuberculose pulmonaire.

(1) Vallée. Communication écrite.

VIII

LA CHIMIOTHÉRAPIE

La reminéralisation et la recalcification des tuberculeux.

La reminéralisation.

La déminéralisation et la reminéralisation des tuberculeux. — Les travaux du Pr Albert Robin sur l'état chimique des organes chez l'homme sain et chez le tuberculeux. — Les principes de la reminéralisation.

La recalcification.

La décalcification et la recalcification des tuberculeux. — La méthode de M. P. Ferrier. — Son application pratique.

Messieurs,

Vous allez être peut-être surpris de me voir parler de traitement chimique de la tuberculose pulmonaire. La chose se comprendrait dans la syphilis, penserez-vous, car, dans cette maladie, le mercure, l'arsenic organique sous ses formes nouvelles, l'atoxyl, l'hectine, le 6o6 constituent vraiment un traitement scientifique chimique de l'affection. Mais, dans la tuberculose, il n'y a pas de corps chimique spécifique, ou plutôt, il y en a trop, la richesse apparente de la médication étant la preuve de sa pauvreté réelle. Depuis l'annonce de ces conférences, il n'est pas de jour où je ne reçoive une communication, une note ou un échantillon d'une substance chimique ancienne ou nouvelle « souveraine » contre la tuberculose. Et cependant, il est incontestable que des corps chimiques ont une action contre la tuberculose pulmonaire, action limitée, qui correspond à une modification de certains des composés de l'organisme malade.

Je ne vous parlerai pas dans ces deux conférences de tous les corps utilisés contre la tuberculose, car toutes les substances ont été essayées, substances solides comme les carbonates, substances liquides comme l'acide phosphorique, substances gazeuses comme l'ammoniaque, préconisée par M. Arthuis et par M. Darin. Je vous indiquerai seulement les médications chimiques reposant sur *une base théorique acceptable* et ayant *une allure scientifique réelle.*

Les médications qui répondent à ce desideratum sont au nombre de cinq, la reminéralisation, la recalcification, la médication antiseptique désinfectante, la médication tonique, la médication par les colloïdes et les lipoïdes.

Avant de vous indiquer la *reminéralisation* chimique dans la tuberculose pulmonaire. il est indispensable d'examiner la *déminéralisation* à l'état normal et chez les tuberculeux.

A l'état normal, l'homme perd des sels minéraux. En 24 heures, cette perte, d'après le Pr Armand Gautier, serait de 25^{gr},9 de matières salines. Elles se décomposent ainsi : 7^{gr},4 de chlore, 3^{gr},05 d'anhydride phosphorique, 3 grammes d'anhydride sulfurique, 0^{gr},26 d'anhydride silicique, 2^{gr},88 d'oxyde de potassium, 5^{gr},60 d'oxyde de sodium, 0^{gr},85 d'oxyde de calcium, 0^{gr},56 d'oxyde de magnésium, et 0^{gr},004 de peroxyde de fer.

Quels sels perdent les tuberculeux? Le Pr Robin a montré, en 1895, que, chez les tuberculeux, le coefficient de déminéralisation, c'est-à-dire le rapport entre le résidu organique et le résidu total de l'urine, était extrêmement élevé. Alors qu'à l'état normal le coefficient de déminéralisation est de 30 pour 100, il s'élève à 37,27 pour 100 dans la tuberculose à la première période, à 31,46 pour 100 à la seconde période, et à 29,64 pour 100 à la troisième période, où le tuberculeux a perdu tout ce qu'il pouvait perdre.

Le Pr Robin a examiné la composition chimique de tous les organes des tuberculeux, aussi bien celle des organes sains que celles des organes tuberculeux et il a surtout insisté sur le *poumon*. Les résultats de ses recherches sont extrêmement intéressants (1). On trouve d'abord une

(1) Albert Robin. Composition chimique et minéralisation du poumon chez l'individu sain et le phtisique, *Soc. d'études scientifiques sur la tuberculose*, février 1907.

déminéralisation absolue du poumon. Puis l'azote, indicateur des processus destructifs du poumon, est beaucoup plus considérable que l'azote de constitution. Enfin, on trouve dans le poumon des matières ternaires, des corps gras, des acides organiques, sous forme de sels, et une substance analogue à la chitine et à la kératine, trouvée par Ruppel dans les bacilles tuberculeux. Si l'on examine individuellement les principes minéraux du poumon tuberleux, on voit qu'il existe des phénomènes curieux de perte et de gain, comme ceux que mon maître, le Pr Bar, a mis en lumière dans l'organisme de la femme enceinte et du fœtus. On voit que dans le poumon tuberculeux, les parties demeurées saines s'enrichissent en acide phosphorique, en chaux, en magnésie et en potasse, subissant une véritable « hypertrophie chimique », selon l'expression du Pr Albert Robin. Elles s'appauvrissent en chlore et en soude. Le poumon tuberculeux tend à retenir la plus grande partie du fer ; mais il perd une notable proportion de la silice, sans possibilité de la retenir ; la déminéralisation siliceuse atteint jusqu'à 50 pour 100 dans les parties les plus malades. Le Pr Albert Robin pense que la rétention de certaines substances comme la chaux, le fer, etc., est une réaction de défense, comme la calcification du tubercule ; aussi l'organisme fait-il le maximum d'efforts pour les conserver. En tous cas, ces constatations donnent des résultats applicables à la thérapeutique et à l'alimentation. Il y a intérêt à donner des carbonates, des phosphates de chaux et de magnésie ainsi que du fer, de la silice et des silicates dans l'alimentation des tuberculeux. Kobut en 1901, puis Zickgraf en 1906 ont insisté sur la transformation siliceuse des foyers tuberculeux, à la suite de l'emploi de la médication silicatée ; ce dernier auteur a trouvé jusqu'à 12 pour 100 de silice dans les calculs pulmonaires d'un malade qui absorbait depuis longtemps des infusions de plantes siliceuses.

Ce besoin de la reminéralisation des tuberculeux est fondé sur la déminéralisation non seulement d'une partie du poumon, mais de la plupart des organes de ces malades, déminéralisation que ceux-ci transmettent même à leurs descendants.

M. Gaube (du Gers), à qui nous devons des recherches très intéressantes dont on comprend maintenant toute l'importance, n'a-t-il pas démontré déjà depuis longtemps que les descendants de phtisiques excrétaient en moyenne par l'urine $0^{gr},606$ de chaux et de magnésie, contre une moyenne normale de $0^{gr},336$ (1) ?

En 1909, le Pr Albert Robin a montré que la déminéralisation osseuse est considérable dans la tuberculose. En analysant comparativement l'extrémité supérieure du fémur (moins la tête et le col), à l'état frais, chez les indivi-

(1) GAUBE (du Gers). De la chaux et de la magnésie chez les descendants de tuberculeux, *Les Connaissances médicales*, 1894.

dus sains et chez les phtisiques (1), il obtient pour 100 grammes d'os frais les différences notables que vous apprécierez bien sur le tableau suivant :

ÉLÉMENTS DOSÉS	INDIVIDUS SAINS	INDIVIDUS PHTISIQUES	DÉMI-NÉRALISATION p. 100.
Résidu inorganique. . . .	46^{gr},590	34^{gr},690	25,54
Acide phosphorique. . . .	18 527	13 346	29,60
Chaux.	24 224	17 986	25,75
Magnésie.	0 346	0 298	13,84
Fluor.	0 112	0 092	19,64
Silice.	0 117	0 078	41,88

Comme vous le voyez, la déminéralisation osseuse est intense. Elle porte plus particulièrement sur l'acide phosphorique, la chaux et la silice. Il semble que le phtisique puise dans son tissu osseux les éléments minéraux qu'il perd en excès et dont ses tissus ont besoin pour se défendre contre le bacille de Koch.

La détermination du résidu minéral dans le foie, la rate, le rein, les muscles et le cœur, chez les individus sains et chez les phtisiques, faite par le Pr Albert Robin, montre encore une déminéralisation plus ou moins marquée, mais constante, comme vous pouvez le voir sur les chiffres suivants :

(1) Albert ROBIN. L'accélération des échanges respiratoires de la déminéra lisation organique chez les prétuberculeux et chez les phtisiques, *Académie de médecine,* 2 novembre 1909, p. 228.

ORGANES	MINÉRALISATION CHEZ LES INDIVIDUS SAINS moyenne de 2 cas pour 1 000 de tissus frais.	MINÉRALISATION CHEZ LES PHTISIQUE moyenne de 4 cas pour 1 000 de tissus frais.
Foie.	$14^{gr},22$	$12^{gr},70$
Rate.	16 33	12 76
Rein.	12 56	11 55
Muscles.	12 32	10 87
Cœur..	14 22	9 99

Il est donc indiscutable que le tuberculeux se déminéralise. Cette déminéralisation tient en partie aux troubles dyspeptiques avec hyperchlorhydrie et fermentations acides si fréquents dans la tuberculose ; elle tient aussi, selon le Pr Albert Robin, à une prédisposition pure et simple et à l'infection bacillaire.

Le corollaire obligé des intéressantes constatations précédentes est la *reminéralisation* du tuberculeux.

La *reminéralisation*, pour être efficace, doit selon le Pr Albert Robin, se conformer aux six principes directeurs suivants (1) :

1° On ne reminéralise pas par le simple apport de principes inorganiques que l'organisme ne fixe pas plus qu'il ne retient ses éléments minéraux de constitution ;

2° On ne reminéralise pas s'il y a dans l'organisme une fabrique permanente d'acides ;

(1) Albert Robin. Les principes de la reminéralisation organique, *Bulletin général de thérapeutique*, 23 janvier 1910, p. 82.

3° On ne reminéralise pas si l'on s'alimente avec des produits acides au cours de leur évolution intra-organique ;

4° Il est plus facile de prévenir la déminéralisation que de reminéraliser ;

5° Tout agent reminéralisateur qui accroît, en même temps, les échanges respiratoires, doit être écarté et réciproquement ; le Pr Albert Robin attache la plus grande importance à cette condition de reminéralisation ;

6° La reminéralisation doit marcher de pair avec l'amélioration de la nutrition générale.

Dans la pratique, il importe de réduire la fuite des substances minérales qui abandonnent l'économie du tuberculeux. On s'emploiera tout d'abord à combattre les troubles dyspeptiques, à saturer par des bases alcalino-terreuses les acides de l'estomac. On n'alimentera pas le malade avec des produits acides, car ceux-ci empruntent pour leur élimination des bases alcalines dont la production déminéralise l'organisme. Les légumes renfermant ces sels alcalins directement dans leur substance peuvent être pris sans inconvénient.

Ce n'est point tout de supprimer les acides de l'estomac ou de l'alimentation, il faut encore favoriser l'absorption des substances minérales introduites par le tube digestif. Or on sait qu'une bonne assimilation des substances ternaires entretient la minéralisation satisfaisante de l'organisme. Il conviendra d'assurer l'assimilation des substances ternaires soit par la diététique bien instituée, la stimulation des fonctions hépatiques, soit par la prescription, à faibles doses, de médicaments tels que la maltine, après les repas.

La substance minéralisante sera fournie sous forme de phosphate de chaux, celui-ci à doses très faibles (10 à 30 centigrammes), et de préférence employé sous forme alimentaire. Le Pr Albert Robin recommande l'ingestion des mauviettes grillées et pilées avec leurs os, prises en une ou deux boulettes. On favorisera la fixation des éléments minéraux par la prescription de faibles doses de fluorures, de un milligramme à deux centigrammes dans les 24 heures. On donnera aussi de la silice, sous forme de tétrasilicate de potasse, cette préparation n'étant pas toxique donnée par ingestion (1).

Au point de vue chimique de l'alimentation, de grosses erreurs règnent encore dans le régime des tuberculeux. Ainsi, la viande de bœuf en excès contient des quantités d'acide phosphorique qui peuvent devenir préjudiciables par les emprunts qu'elles font de bases alcalines minérales en vue de leur élimination. La viande donnée en quantité abusive est déminéralisatrice au même titre que le pain en excès ; celui-ci renferme également de l'acide phosphorique en quantité supérieure aux bases. En tout état de cause, il est préférable de conseiller l'emploi de la pomme

---

(1) Marq. Le silicium dans le règne animal et principalement chez l'homme, *Thèse de Paris,* 1910.

de terre, dont la combustion organique fournit des cendres alcalines.

On peut employer aussi des agents médicamenteux dont la propriété retarde la déminéralisation.

Parmi ces agents, les arsenicaux méritent une mention spéciale. Leur action antidéminéralisatrice se manifeste à doses très minimes, aussi bien avec l'acide arsénieux et les arséniates qu'avec les arsenicaux en combinaison organique. Toutefois, pour ménager les fonctions digestives, on utilisera les arsenicaux inorganiques par la voie rectale et les arsenicaux organiques par la voie sous-cutanée.

La même propriété antidéminéralisatrice appartient encore à l'huile de foie de morue, prise à dose modérée, à la condition qu'elle soit bien digérée.

*
* *

Je vais vous parler maintenant, Messieurs, de la méthode de M. Ferrier.

La méthode de *recalcification* des tuberculeux a été indiquée par M. Ferrier en 1905 (1). Cette méthode partait d'idées justes très intéressantes sur la *décalcification* pathologique des tuberculeux et sur les principes suivants : la

(1) P. FERRIER. *La guérison de la tuberculose basée sur l'étude des cas de guérison spontanée.* Paris, Vigot, 1906. — Traitement de la tuberculose pulmonaire par la recalcification, *Soc. médicale des hôpitaux*, 30 mars 1906.

décalcification dentaire d'origine interne peut être reconnue cliniquement ; la décalcification dentaire est l'indice d'une décalcification parallèle des autres tissus ; la décalcification dentaire, très fréquente chez les tuberculeux, indique la décalcification de l'organisme bacillaire ; une thérapeutique appropriée permet de lutter contre la décalcification. M. Ferrier a pensé que les tuberculeux étaient des décalcifiés, que tuberculose et décalcification marchaient de pair, et il a appliqué à la tuberculose une méthode de recalcification. Celle-ci est basée sur un régime alimentaire empêchant la décalcification et sur une médication réalisant la recalcification. Cette méthode m'a beaucoup séduit. J'ai pu reconnaître sur de nombreux malades qu'en plus du grand mérite d'être inoffensive, elle pouvait donner des résultats où d'autres avaient échoué. Elle coïncidait avec la rareté de la tuberculose chez les ouvriers travaillant dans les fours à chaux, rareté que j'avais notée avec le Dr Bordenave sur les chaufourniers de Vermenton dans l'Yonne et qui a été confirmée depuis par de nombreux auteurs. Aussi, avec mon collègue, M. Émile Sergent, ai-je appuyé publiquement, à la Société médicale des hôpitaux, en 1906, les idées de M. Ferrier. Celles-ci n'ont pas été acceptées par mes collègues de la Société d'études scientifiques sur la tuberculose, MM. Albert Robin, L. Guinard, Küss, Barbier, Villemin, qui ont fait des objections de principe. M. Ferrier y a répondu, sans convaincre beaucoup ses

contradicteurs. Bien que l'étude de la calcémie dans l
tuberculose n'ait pas donné à MM. Loeper et Béchamp de
résultats constants, les spoliations calcaires dans les enté
rites et dans les dyspepsies indiquées par M. Loeper plaiden
en faveur des idées de M. Ferrier, en raison de la fréquenc
de l'entérite comme signe prémonitoire de la tuberculose

Au point de vue, non pas théorique, mais pratique, le
résultats du traitement de M. Ferrier doivent le faire main
tenir dans la phtisiothérapie pratique. Si cette méthod
agit, peut-être est-ce pour une raison toute différente d
celle que pense M. Ferrier. Les sels insolubles de chau
produisent dans l'organisme de petites doses de chlorur
de calcium. Le chlorure de calcium a une action biolo
gique considérable. M. Delezenne a montré l'influence de
faibles quantités de chlorure de calcium dans la digestion
M. Netter a mis en évidence l'action du chlorure de cal
cium dans la tétanie, dans le prurit, dans l'urticaire, dan
la pneumonie, etc. Après lui, j'ai fait voir l'importance d
doses petites de chlorure de calcium contre l'albuminurie
Les sels de calcium sont les antagonistes du sodium, et i
serait, à ce point de vue, intéressant d'examiner la résis
tance globulaire et le pouvoir hémolytique du sérum de
tuberculeux. Le chlorure de calcium agit, même à petite
doses, dans différentes affections. Quoi qu'il en soit, la mé
dication de M. Ferrier, qui a le très grand mérite d'êtr
tout à fait inoffensive, donne des résultats indiscutable

dans le traitement de la tuberculose pulmonaire. Je l'applique depuis six ans, et j'ai été très satisfait de son action. Aussi ai-je été très heureux de voir mon distingué collègue M. Letulle se rallier à cette méthode pour le traitement de la tuberculose dans les dispensaires, où elle a rendu « un service incalculable, tant à l'individu qu'à la collectivité » (1).

M. E. Sergent vient d'insister à nouveau sur le traitement de M. Ferrier et il apporte les résultats de sa statistique générale datant de six ans. Il a prescrit la recalcification à 1 574 tuberculeux d'hôpital et à 198 malades de ville. Après avoir constaté l'amélioration très rapide de l'état général due au relèvement de l'appétit et à la disparition des troubles dyspeptiques, il voit ensuite la toux s'atténuer, l'expectoration diminuer et une modification heureuse se produire dans les lésions locales. La recalcification, dit M. E. Sergent, est « un agent préventif de tout premier ordre chez les prédisposés et un moyen curatif merveilleux au début de la maladie » (2). Je suis tout à fait de l'avis de cet auteur quand il dit que, logiquement, on doit associer la tuberculinothérapie à la recalcification. Dans mes essais de médication biologique par les sérums

---

(1) M. LETULLE. Le tuberculeux et la méthode « recalcifiante » de P. Ferrier, *Presse médicale*, 24 mars 1909, p. 212.

(2) E. SERGENT. La valeur thérapeutique de la recalcification (méthode de FERRIER) dans la tuberculose pulmonaire, *Presse médicale*, 19 novembre 1910, p. 869.

et les tuberculines, j'ai souvent utilisé avec grand profit les cachets de M. Ferrier en même temps que le traitement « spécifique ».

Je vais, Messieurs, vous décrire maintenant la méthode de recalcification de M. Ferrier. Cette méthode consiste, non pas en la reminéralisation, mais en la recalcification des bacillaires par l'absorption de sels insolubles de chaux. Sans doute, plusieurs auteurs ont donné du phosphate de chaux et du glycéro-phosphate de chaux dans la tuberculose ; mais, pour M. Ferrier, il s'agit « non de prendre de la chaux, mais d'en garder », et il a bien montré les dangers de la décalcification, sa pathogénie et les moyens d'y remédier. On voit, sous l'influence de la recalcification, les os devenir plus lourds, la sensibilité de l'ivoire dentaire s'améliorer et les lésions pulmonaires se cicatriser. Le parallélisme est évident entre ces trois ordres de phénomènes.

Le régime thérapeutique, dit M. Ferrier, dans une note qu'il a bien voulu me remettre, il y a quelques années, doit avoir pour but :

« 1° D'éviter l'ingestion d'acides, inorganiques ou organiques, sauf certains chlorures ;

« 2° D'introduire dans l'estomac la chaux nécessaire sous forme d'un mélange, à parties égales, de *carbonate de chaux* et de *phosphate tribasique de chaux,* donné en prises de

0^{gr},40 à 2 grammes, en deux fois, chacune à l'un des principaux repas (1) ;

« 3° De supprimer les fermentations gastriques, d'abord par l'absorption, trois quarts d'heure *avant* chaque repas, d'un verre d'eau bicarbonatée calcique, dont l'eau de Pougues offre le type le plus répandu en France, ensuite par la réglementation des repas, aussi bien dans leur qualité et leur quantité que dans leur espacement.

« Relativement à la qualité, il y a lieu de proscrire complètement tout liquide alcoolique, fût-ce la bière, et, d'une façon sévère, les aliments uniquement gras et les préparations utilisant beaucoup de graisse (l'huile de foie de morue, si souvent cause de désordres, si rarement utile, est comprise dans cet ostracisme) ; de tolérer parcimonieusement le pain (200 à 300 grammes par jour) ; de supprimer, en dehors des repas, toute ingestion autre que celle d'une eau bicarbonatée calcique, la même qui servira aux repas.

« On conseillera la viande, le poisson, les œufs, les légumes, les pâtes, le tout distribué de manière à être agréable

______

(1) M. E. Sergent utilise dans la pratique de la méthode de M. Ferrier les cachets suivants (dose d'adulte) :

Carbonate de chaux.	0,30 centigrammes.
Phosphate tricalcique.	0,50 —
Chlorure de sodium.	0,15 —
Magnésie calcinée.	0 à 0,10 —

Pour un cachet.

au patient, et mesuré de telle sorte que dans son estomac il ne reste rien une demi-heure ou une heure avant le repas suivant. Il ne faut pas tabler sur la valeur alimentaire du sucre pour en donner de grosses quantités.

« Les repas devraient être pris : le matin à sept heures ou huit heures, à midi et à sept heures ou huit heures du soir. Il n'y aura que trois repas, pas un de plus. On ne saurait admettre la plus petite infraction ou tricherie au régime.

« Les malades qui disposent d'une physiologie normale des voies digestives sont rapidement améliorés et même guéris de la sorte. Cependant, même pour ceux-là, et encore plus pour des malades dont l'estomac sécrète mal, des malades avancés notamment, il est utile de suppléer à la fabrication, par le suc gastrique, du chlorure de calcium, en leur offrant ce corps tout formé et très dilué. On le donnera, *en plus* des sels de chaux mentionnés plus haut, deux fois par jour, à chacun des principaux repas, à la dose de o^{gr},20 à o^{gr},5o à chaque fois, dans 100 à 200 grammes d'eau. On surveillera chez ces malades l'estomac et l'intestin, quelquefois contracturés. Il est souvent bon de diminuer ou de cesser momentanément l'usage du chlorure de calcium ; mais on éprouvera, en l'employant dans les conditions que j'indique plus haut, c'est-à-dire en le donnant *en plus des sels de chaux*, des effets qu'on peut qualifier de remarquables. Mais, pour juger de ces effets, ce n'est pas le poids qu'il faut consulter, ce sont les forces du malade et son appétit (1). »

Telle est, Messieurs, la méthode de M. Ferrier. Comme vous le voyez, elle procède des travaux de M. le Pr Albert Robin sur la déminéralisation et la reminéralisation des tuberculeux, dont je vous parlais plus haut.

Dans ma pratique de la recalcification, j'associe presque toujours au carbonate de chaux et au phosphate tribasique de chaux des traces de fluorure de calcium, et j'utilise généralement la formule suivante (dose d'adulte) :

<pre>
Carbonate de chaux..   .   .   . ⎫
Phosphate tricalcique.   .   .   . ⎬ ââ 0,50 centigrammes.
Fluorure de calcium.   .   .   .   *cinq milligrammes.*
                                        Pour un cachet.
</pre>

(A prendre au déjeuner et au dîner pendant 20 jours par mois et pendant plusieurs mois.)

C'est ce que j'appelle les cachets de Ferrier modifiés. Parfois, quand la teneur du sang en hémoglobine, examinée avec l'appareil de Tallquvist me paraît insuffisante, j'associe

---

(1) Dans une lettre qu'il m'adressait de la Martinique le 20 avril 1909, M. Ferrier me signalait les deux changements suivants apportés à son traitement :

1º La réduction de la quantité de pain de 300 grammes (maximum) à un poids susceptible de ne pas nuire à la digestion.

2º L'examen journalier des urines de 24 heures recueillies dans des bocaux suffisamment nettoyés. Dans l'application stricte de la méthode, les oscillations en bien ou en mal seront parallèles à l'éclaircissement des urines ou à l'abondance du dépôt urinaire ; quand les lésions s'améliorent, les urines deviennent claires ; quand les lésions augmentent, et, surtout, quand il se produit de la congestion pérituberculeuse, les urines se troublent et forment un dépôt abondant.

des traces de protoxalate de fer aux cachets de Ferrier, et j
me sers souvent de la formule suivante :

Carbonate de chaux.. . . . $\left.\right\}$ ââ 0,50 centigrammes.
Phosphate tricalcique. . . .
Protoxalate de fer. . . . . *un centigramme*
Pour un cachet.

Depuis quelque temps, j'essaie de substituer, dans l
cure de recalcification, les sels organiques de chaux au
sels inorganiques. Ces essais sont encore en voie d'ex
périmentation. J'ai cependant dès à présent obtenu ave
l'albuminate de chaux d'assez bons résultats pour que
je puisse les signaler. D'après les recherches de mon interne en pharmacie, M. Manceau, l'albuminate de chaux
est soluble dans 100 parties d'eau distillée ; mais la solution
ainsi obtenue n'est jamais bien limpide ; même diluée, elle
reste toujours un peu louche. Ce sel est insoluble dans
l'alcool et dans la glycérine. Je fais prendre l'albuminate
de chaux à la dose de un gramme par jour, en deux cachets de 50 centigrammes chaque.

Voilà ce que je voulais vous dire, Messieurs, de la méthode de recalcification de M. Ferrier. Vous pouvez l'utiliser largement dans votre pratique médicale, sans crainte
aucune. Elle est parfaitement inoffensive, et elle vous donnera souvent des résultats surprenants. Avec la médication
rationnelle, la chimiothérapie recalcifiante de la tuberculose
est un des bons moyens de traitement de cette affection.

XI

LA CHIMIOTHÉRAPIE *(Suite et fin.)*

La médication antiseptique désinfectante, la médication tonique, la médication par les colloïdes et les lipoïdes.

La médication antiseptique désinfectante.
La médication antiseptique désinfectante par la voie aérienne, la voie gastrique, la voie sous-cutanée, la voie intra-trachéale.

La médication tonique.
La médication tonique. — L'arsenic et les arsenicaux. — Le tanin. — Le sérum marin. — L'huile camphrée.

La médication colloïdale,
La médication colloïdale et la pathologie des micelles.

La médication par les lipoïdes.
La médication par les lipoïdes. — La lécithine. — La cholestérine. — La paratoxine. — La choline.

Utilité des formules simples et des petites doses dans la chimiothérapie de la tuberculose pulmonaire.
La méthode des médications analogues successives.

Messieurs,

Je vais terminer aujourd'hui la chimiothérapie de la tuberculose pulmonaire en vous parlant de la médication antiseptique désinfectante, de la médication tonique, et de la médication par les colloïdes et les lipoïdes.

Nous allons d'abord étudier la médication *antiseptique désinfectante*.

De tout temps on a essayé de désinfecter les voies aériennes des tuberculeux en leur faisant prendre une série de préparations s'éliminant par les bronches et les poumons. Les vieilles pharmacopées sont pleines de corps dits balsamiques, utilisés en pareil cas, tels que l'eucalyptus, l'hysope, les bourgeons de sapin, la phellandrie aquatique, etc. Puis l'idée est venue d'introduire les vapeurs par *inhalation* dans les voies respiratoires, comme l'avait fait M. Renou (de Saumur) dans la dipthérie, créant la « thérapeutique aérienne antiseptique » sur laquelle insiste depuis longtemps le Dr René Coüetoux (1), et sur laquelle est revenu récemment le Dr Wicart à la Société de médecine de Paris. Il est certain que l'inhalation peut réaliser une antisepsie relative des voies respiratoires ; elle peut aider dans la lutte contre la tuberculose, mais je doute qu'elle puisse avoir une action directe sur le bacille. C'est une médication adjuvante intéressante. « L'inhalation la plus efficace et le mieux supportée, dit M. Wicart, est celle qui se fait avec la vapeur d'eau chaude entraînant de l'air chaud et les produits vo-

(1) René Coüetoux. Considérations sur la phtisie, *Bulletin général de thérapeutique*, 15 avril 1908.

latilisés des substances médicamenteuses. » On peut utiliser la teinture de benjoin, l'essence de térébenthine, d'eucalyptus, de girofle, de thym, de romarin, de lavande, etc, ; on peut se servir d'autres substances comme le camphre, le menthol, le phénol, le terpinol, etc.

Le Pr Albert Robin a trouvé grand avantage à associer dans les inhalations l'iodure d'allyle à l'acide hydrofluosilicique qui est, lui aussi, un puissant antiseptique.

Voici la formule employée à laquelle il donne la préférence ;

Iodure d'allyle.	1 à 4 grammes.
Acide hydrofluosilicique. . . .	2 à 6 —
Goménol ou Eucalyptol. . . .	10 —
Décoction de Lichen Carragheen.	q. s. pour émulsionner.
Eau bouillie pour un litre. . .	q. s.
	F. S. A. Emulsion.

La décoction de Lichen Carragheen est destinée à émulsionner les deux antiseptiques et le goménol qui sont insolubles dans l'eau. Il ne faut pas employer la décoction de bois de Panama qui est très irritante pour les bronches. Même chez des phtisiques arrivés aux périodes avancées de la maladie, le Pr Albert Robin a obtenu assez souvent, par l'emploi régulier de ces inhalations, une diminution de la fièvre, de la toux et de l'expectoration. L'examen bactériologique des crachats a montré dans la plupart des cas, une sensible diminution de la flore microbienne ; dans trois cas de phtisie encore peu avancée, on a pu noter la disparition des bacilles de Koch. Ces inhalations sont, en général, bien supportées. Chez quelques malades, elles ont cependant provoqué un peu de somnolence (1).

On a utilisé la *voie gastrique* pour introduire les substances désinfectantes.

Donnée de cette manière pendant de longues années. la créosote a été vantée comme le spécifique de la tuberculose. On a prescrit la créosote dans tous les cas, quels qu'ils fussent. Pour beaucoup de médecins, la tuberculose pulmonaire équivalait à l'emploi de la médication créosotée. C'était une erreur, car la créosote a de gros défauts. Ingérée par la voie stomacale, elle détériore très rapidement l'estomac et même l'intestin du tuberculeux. Puis, prescrite d'une façon systématique, elle transforme des tuberculoses normales en tuberculoses éréthiques, donnant parfois un coup de fouet marqué à la maladie, déterminant des hémoptysies. Son action, bonne ou nocive, est assez semblable à celle des tuberculines. Pour ma part, j'ai vu des tuberculeux, dont deux de mes confrères, atteints de lésions curables, victimes de cette médication. J'ai la conviction, — et je ne suis pas seul à la partager. — que la créosote donnée *par principe,* à tous les phtisiques, est un médicament nocif. Dans certains cas, elle peut rendre

(1) Albert Robin, *Bulletin général thérapeutique,* 23 janvier 1910, p. 93.

des services, si le tuberculeux n'est pas un congestif. Vous pouvez la prescrire dans les formes torpides, où elle détermine un peu de réaction locale dans le foyer morbide, réaction assez analogue à celle de la tuberculine, utile au malade, et dans les grandes suppurations pulmonaires, qu'elle peut contribuer à sécher. Je vous demande de l'utiliser aux petites doses, d'un ou deux grammes en lavements, où elle sera bien tolérée.

A la place de la créosote, il existe des succédanés comme le gaïacol synthétique, le thiocol. A la dose de un gramme par jour, cette préparation est bien supportée dans les formes torpides. J'utilise souvent des doses de 50 à 75 centigrammes de thiocol, prescrites par cachets de 25 centigrammes chaque.

L'ichthyol, donné par la voie gastrique, peut avoir une action désinfectante sur le poumon tuberculeux. J'en dirai autant du goménol. L'acide phénique, même, dans certains cas, quand il est bien toléré, peut donner des résultats intéressants. J'ai vu au début de mes études médicales, deux malades, porteurs d'énormes cavernes, traités régulièrement par cette méthode, pendant plusieurs années. Dès qu'on cessait la médication phénique, la fièvre apparaissait et les sécrétions devenaient très abondantes.

On a utilisé tous les antiseptiques par *voie sous-cutanée*. On a même eu recours aux injections intra-musculaires, comme le Dr Max Berliner (de Breslau) qui emploie un mélange de menthol et d'eucalyptol, d'après la formule suivante :

Menthol.	10 grammes.
Eucalyptol..	20 —
Huile de ricin.	100 —

mélange dont il injecte 2 centimètres cubes quatre fois par semaine.

On peut aussi utiliser la voie *trachéale* pour des injections huileuses de substances médicamenteuses. Cette méthode, indiquée depuis longtemps en France par M. Mendel, soulage souvent beaucoup les malades et fait disparaître parfois des toux rebelles à tout traitement.

Enfin on a conseillé l'inhalation non de vapeurs, mais de *poussières médicamenteuses*. Cette pulvithérapie, comme l'appelait dès 1903, le Dr Favereau, peut se faire à l'aide d'appareils spéciaux, ou par simple inhalation en transvasant d'un récipient dans l'autre l'agent médicamenteux employé. On peut utiliser l'iodol, l'aristol, le gaïacol, les sels insolubles de chaux, etc. Les inhalations *de poussières de verdet* ont été préconisées par M. G. Billard en 1909. Cet auteur avait remarqué que des ouvrières tuberculeuses, occupées à ensacher le verdet (sous-acétate de cuivre) dans une usine de verdet, ont vu cesser leurs hémoptysies, leur appétit se relever, leurs poids augmenter rapidement et leur état local devenir excellent. Cette médication agirait, d'après M. G. Billard, par la production d'acide acétique naissant, et non par l'ingestion de sels de cuivre, comme l'avait conseillé M. Luton, en 1885. J'ai essayé l'inhalation des poussières de verdet sur plusieurs malades ; dans deux cas de tuberculose pulmonaire chronique, j'ai constaté les résultats indiqués par M. Billard.

** **

La *médication tonique* a un but précis, relever, par une action légèrement excitante, les forces de l'organisme. La médication tonique comprend beaucoup de substances chimiques, dont je vous citerai seulement les principales, l'arsenic, le tanin, l'huile camphrée, le sérum marin.

Parlons d'abord de l'*arsenic,* un des meilleurs éléments de la médication tonique des tuberculeux. C'est une substance d'épargne, et je n'ai pas besoin d'insister sur son action. Le Pr Albert Robin a fait remarquer que l'arsenic retarde la désassimilation des matières minérales des tissus. On peut employer l'arsenic sous la forme d'arséniate de soude ou de préparations similaires, de cacodylates, d'arrhénal, d'atoxyl, d'orpiment, d'arséniate de quinine, d'hectine.

L'arséniate de soude peut être employé à très petites doses, d'après la formule suivante que vous me voyez utiliser souvent :

Arséniate de soude. 0gr,05
Eau distillée. . . . . 300 grammes.

Prendre une cuillerée à soupe de cette solution matin et soir.

Si le malade a une toux sèche et répétée, on peut ajouter un ou deux grammes de teinture de lobélie à cette solution. Cette préparation arsenicale ne vous donnera jamais le moindre ennui ; elle est très bien tolérée, et vous n'aurez à craindre ni diarrhée, ni néphrite, ni pigmentation arsenicale. Je vous la recommande vivement. Vous pouvez employer les granules de Dioscoride, dont chacun représente un milligramme d'acide arsénieux porphyrisé, et dont on donne de trois à six par jour. On peut utiliser la Liqueur de Fowler, soluté d'arsénite de potasse ; on la donne à doses d'abord progressives, puis stationnaires, et enfin dégressives. On commence par 4 gouttes par jour, on monte pendant cinq à six jours jusqu'à 12 ou 14 gouttes, on s'y maintient pendant quatre jours, puis on redescend en cinq ou six jours à quatre gouttes par jour. On laisse une période de repos de quelques jours, et on recommence le même cycle.

Il existe d'autres préparations arsenicales, les cacodylates et l'arrhénal, les premières préparations organiques d'arsenic découvertes, que nous devons aux remarquables recherches du Pr A. Gautier.

Le cacodylate de soude peut s'employer par la voie gastrique, par la voie rectale ou par la voie sous-cutanée ; toutes mes préférences vont à la voie sous cutanée. On fait préparer des ampoules contenant chacune 5 centigrammes de cacodylate pour un centimètre cube d'eau stérilisée, et on injecte chaque fois une de ces ampoules sous la peau. Faut-il faire les injections tous les jours ou tous les deux jours ? Une injection tous les deux jours me semble suffisante, et je fais injecter huit ampoules en 16 jours. Faire une injection tous les jours peut bien donner un coup de fouet au malade, mais quelquefois cela en donne aussi à la maladie. J'ai vu des injections trop répétées être suivies d'hémoptysies et de poussées congestives, après avoir donné au malade une excitation factice. Voilà pourquoi je vous demande d'être très prudents dans l'administration de ce médicament.

J'en dirai autant de l'arrhénal qui me paraît posséder les mêmes propriétés que le cacodylate.

L'atoxyl peut être employé à titre de médication d'appoint, dans la tuberculose. On peut faire usage des cachets suivants :

Atoxyl cristallisé français. . . . . 0^gr,05
Sucre de lait. . . . . 0 ,30

Pour un cachet.

Faire prendre un de ces cachets par jour pendant 20 jours.

On peut aussi utiliser une solution d'atoxyl, comme la suivante :

> Atoxyl français cristallisé. . . . . . un gramme.
> Eau distillée. . . . . 300 —
>
> Prendre par jour une cuillerée à soupe, ou trois cuillerées à café.

On peut avoir recours aux injections sous-cutanées d'atoxyl. On peut, sans inconvénient, injecter tous les deux jours sous la peau une des ampoules suivantes :

> Atoxyl français cristallisé. . . . $0^{gr},10$
> Sérum physiologique stérilisé. . . un centimètre cube.

La solution doit être stérilisée à froid, par passage sur bougie filtrante, comme le recommande M. Louis Martin, et non pas être stérilisée par chauffage.

Après huit à dix injections, vous arrêterez 15 à 20 jours, avant de recommencer.

J'ai fait aussi, avec cette préparation, des injections dans les veines. Elles ont été inoffensives, mais ne m'ont pas semblé avoir plus d'action que les autres modes d'administration de l'atoxyl.

On a voulu voir dans l'atoxyl un spécifique de la tuberculose. Il n'en est rien. C'est simplement un médicament tonique. Dans une communication faite par M. Arthur Delille, à la *Société de Thérapeutique,* nous avons montré que l'atoxyl, inoffensif quand il est employé à petites doses, n'avait aucune action sérieuse sur la tuberculose expérimentale et sur le bacille dans la tuberculose humaine.

« Il ne doit être prescrit que dans les cas limités, à titre de médication d'appoint, très inférieure à beaucoup d'autres (1). »

Depuis deux ans, j'ai utilisé l'orpiment chez les tuberculeux pulmonaires. J'avais été très intéressé par les recherches expérimentales de MM. A. Laveran et A. Thiroux sur le traitement des cobayes inoculés de Surra par l'orpiment en injections (2). Deux sur trois de ces animaux guérissaient après le traitement. Ces auteurs utilisaient aussi l'orpiment chez l'homme, car, contrairement à ce qui est écrit dans les formulaires, ce corps peut être employé en usage interne ; ils sont arrivés à faire tolérer chaque jour 10, 15, 20, 30, 40 centigrammes d'orpiment et même plus. J'ai employé chez mes malades l'orpiment pur, c'est-à-dire le trisulfure d'arsenic précipité pur, exempt d'acide arsénieux. Je fais usage des cachets suivants :

Trisulfure d'arsenic pur précipité.. . . . . . $0^{gr},05$
Lactose.. . . . . 0 ,30
Pour un cachet.

Je donne un de ces cachets le matin pendant 10 à 15 jours. Si l'orpiment est bien toléré, je double la dose, en faisant prendre un cachet le matin et un autre le soir, pendant aussi 10 à 15 jours. On arrête pendant quelques jours, et

(1) Louis RÉNON et Arthur DELILLE. L'atoxyl dans la tuberculose, *Société de thérapeutique*, 28 mai 1907.

(2) A. LAVERAN et A. THIROUX. Recherches sur le traitement des Trypanosomiases, *Annales de l'Institut Pasteur*, 25 février 1908.

on recommence l'orpiment ou une préparation arsenicale, si le malade est justiciable de la médication arsenicale. Sous l'influence de l'orpiment, j'ai obtenu quelques modifications de l'état général, augmentation de poids et de l'appétit ; mais, jamais je n'ai constaté d'action bien nette sur les lésions et sur le nombre des bacilles. Je n'ai pas été plus heureux par l'association de l'atoxyl à l'orpiment ; je dirai même que l'association de ces deux corps, qui donne de si beaux résultats dans les trypanosomiases, m'a paru inférieure à l'emploi isolé de chacune de ces substances.

J'ai fait encore usage dans la tuberculose pulmonaire d'un autre sel d'arsenic, l'arséniate de quinine. Je l'utilise à doses très faibles, 2 à 6 milligrammes dans les 24 heures, en faisant prendre deux à trois des cachets suivants :

> Arséniate de quinine. . . . . . . *deux milligrammes.*
> Lactose. . . . . $0^{gr},25$
> Pour un cachet.

A ces doses de 2 à 6 milligrammes, l'arséniate de quinine agit presque uniquement comme sel d'arsenic et non comme sel de quinine. Je l'ai vu quelquefois abaisser la température de quelques dixièmes de degré ; mais il n'y a aucune action sur l'évolution de la tuberculose.

L'arséniate de strychnine, à la dose de un à deux milligrammes par jour, m'a paru toujours bien supportée par les tuberculeux, en produisant une action tonique indiscutable.

J'ai enfin utilisé les injections d'hectine chez quelques tuberculeux pulmonaires. En faisant pratiquer tous les deux jours une injection de 10 centigrammes d'hectine A, j'ai vu parfois l'état général s'améliorer, sans modification bien appréciable des lésions locales ; mais la préparation m'a paru toujours bien tolérée.

Je ne pourrai pas en dire autant d'un autre corps de la médication tonique, du *tanin,* préparation excellente au point de vue théorique, mais mal supportée dans la pratique. On l'a employé sous différentes formes, on le donne en cachets, d'après la formule suivante :

<pre>
Tanin. . . . .   0^{gr},20
Phosphate tribasique de chaux. 0, 40
        Pour un cachet. — A prendre 5 cachets par jour.
</pre>

On donne aussi le tanin sous forme de vieux vin de Bordeaux, riche en tanin, sous forme de vins et de sirops iodotaniques, mais il n'est pas toujours bien supporté par l'estomac ; le tanin provoque parfois, en raison de son action astringente, des crampes gastriques et intestinales, très douloureuses. Aussi ai-je renoncé à son emploi, et je lui préfère le *tannigène,* qui ne met en liberté le tanin que dans l'intestin. Vous pouvez donner le tannigène à la dose de 40 à 60 centigrammes par jour par cachets de 20 centigrammes chaque.

Depuis plus d'un an, j'utilise une autre préparation organique de tanin, le tannate de chaux. Je le donne à la dose de 25 à 50 centigrammes matin et soir en cachet. Cette préparation m'a paru bien tolérée par les malades. Elle diminue quelquefois les poussées diarrhéiques des tuberculeux, mais elle n'a aucune action nette sur l'évolution de la tuberculose.

Le sérum marin a été employé dans la médication tonique des tuberculeux, et il a joui d'une grande vogue.

En 1905, MM. Quinton et Robert Simon ont préconisé contre la tuberculose les injections de *sérum marin* rendu isotonique et stérilisé. Depuis six ans, en utilisant des petites doses de 20 à 30 centimètres cubes de ce plasma, injectées une ou deux fois par semaine, j'ai obtenu des résultats satisfaisants caractérisés par l'amélioration du poids, une augmentation de l'appétit et un relèvement de l'état général chez les tuberculeux apyrétiques. Mais quand j'ai appliqué la méthode aux tuberculeux fébriles, et quand j'ai voulu augmenter les doses jusqu'à 100 et 150 centimètres cubes, les résultats ont été désastreux. J'ai vu la température des malades monter jusqu'à 40°, 40°,5 et même 41°. Le tout était suivi d'une aggravation telle que je n'ai pas cru devoir continuer. Les injections de plasma marin sont nuisibles aux tuberculeux fébriles. Je ne les conseille plus quand la température rectale du malade dépasse 38° et je ne les emploie qu'à petites doses dans les tuberculoses apyrétiques. Par contre, comme je l'ai déclaré au dernier Congrès de Cannes, je suis tout à fait de l'avis exprimé par M. Lalesque ; je n'ai pas observé d'hémoptysies à la suite de ces injections.

Je dois aussi vous signaler, dans la médication tonique antituberculeuse, les injections d'*huile camphrée* stérilisée au dixième, répétées tous les jours ou tous les deux jours, pendant quelques semaines, à la dose de un, deux, trois, quatre, six, huit et même dix centimètres cubes. J'en ai toujours obtenu d'excellents résultats. Récemment, M. Hamant (de Cambo) a insisté sur l'action efficace de cette médication. Il l'a utilisée avec profit comme médication symptomatique momentanée et aussi comme traitement « systématique sérieusement motivé, soutenu et prolongé (1) ». Enfin, cette médication rend de réels services dans les cas d'hecticité.

*
* *

L'emploi des *préparations colloïdales* dans le traitement de la tuberculose a été peu étudié. Cependant, au point de vue biologique comme au point de vue physico-

---

(1) H. HAMANT. Du rôle de l'huile camphrée dans le traitement de la tuberculose pulmonaire chronique commune, *La tuberculose dans la pratique médico-chirurgicale*, 10 octobre 1910.

chimique, le rôle des colloïdes tend à devenir prépondérant. Les phénomènes d'adsorption, la catalyse montrent la puissance énorme de l'état colloïdal. Peut-être quand, poussant plus loin l'analyse de la cellule vivante, nous connaîtrons son architecture complète, microscopique, ultra-microscopique et atomique, pourrons-nous intervenir dans les phénomènes colloïdaux. Il nous faudrait déterminer l'état physiologique et pathologique de la « micelle », l'élément constitutif des colloïdes, visible seulement à l'ultra-microscope. Ces micelles sont spécifiques et héréditaires ; ces micelles créées à chaque instant sont identiques aux micelles déjà existantes au même point. L'étude des troubles intimes de ces micelles arriverait peut-être un jour à nous faire trouver le remède des phénomènes morbides, puisque la maladie est le trouble temporaire des fonctions organiques, c'est-à-dire « une altération chimique ou physico-chimique de quelques-unes de ces fonctions (1) ».

L'application des métaux colloïdaux à la tuberculose n'a donné aucun résultat au Pr Albert Robin. Dans son intéressante thèse, M. Stodel ne parle pas de l'action des colloïdes sur le bacille de Koch (2). Nous ne trouvons en France que les recherches de M. Riquoir. Cet auteur part

---

(1) Jacques Duclaux, *La chimie de la matière vivante*, Paris, 1910, p. 250.
(2) Stodel. Les colloïdes en biologie et en thérapeutique, *Thèse de Paris*, 1908.

de ce principe que, si à un colloïde artificiel on ajoute un corps médicamenteux, la valeur thérapeutique de ce dernier se trouve augmentée. M. Riquoir utilise la formule suivante dans la tuberculose : à 2 centimètres cubes d'une solution de bleu de méthylène à 1 pour 20, il ajoute dix gouttes d'une solution de permanganate de calcium à 0,50 pour 1 000, dix gouttes de goménol à 10 pour 100 et dix gouttes de thiocol à 1 pour 100. En faisant usage de ces injections, M. Riquoir dit avoir obtenu des résultats absolument surprenants dans la tuberculose pulmonaire à marche chronique et à marche rapide (1). Je n'ai pas utilisé la méthode de M. Riquoir et je n'ai aucune opinion personnelle sur sa valeur.

* * *

Les *lipoïdes* ont été employés dans la thérapeutique chimique de la tuberculose. Les lipoïdes sont des substances qu'on peut extraire des humeurs ou des parenchymes par les dissolvants des matières grasses comme l'éther, le chloroforme, le benzol, etc. Selon M. Iscovesco, les lipoïdes proprement dits doivent se diviser en lipoïdes sans phosphore ou aphosphorés et en lipoïdes contenant du phosphore

---

(1) Riquoir. Des propriétés des colloïdes utilisés en thérapeutique, *Soc. de biologie,* 15 février 1908, p. 261.

ou phosphatides (1). Les lipoïdes forment dans l'eau des suspensions colloïdales et possèdent presque toutes les propriétés physico-chimiques des colloïdes. Parmi les lipoïdes, un des plus intéressants est la cholestérine, dont l'action antihémolysante a été bien étudiée par MM. Iscovesco et Foucaud. La cholestérine est capable de neutraliser *in vitro* beaucoup d'agents nocifs. M. Iscovesco a administré la cholestérine, à la dose de 1^{gr},50 à 2 grammes par jour, à huit tuberculeux pulmonaires. L'état général a été considérablement amélioré, l'anémie a considérablement diminué sans que la lésion elle-même ait présenté un changement important. Personnellement, j'ai utilisé, avec les mêmes résultats la choline, à la dose de 10 à 20 centigrammes par jour.

La lécithine, dont l'action biologique paraît assez opposée à celle de la cholestérine, a été utilisée dans le traitement de la tuberculose après les recherches expérimentales de M. Claude. Elle peut être employée sous formes de pilules contenant 5 centigrammes de lécithine. Vous donnerez trois ou quatre de ces pilules par 24 heures, de façon à ne pas dépasser la dose de 15 à 20 centigrammes de lécithine par jour.

La paratoxine de MM. Gérard et Lemoine paraît ressortir

---

(1) Iscovesco. Les lipoïdes, *Presse médicale*, 18 juillet 1908, p. 457 ; 19 août 1908, p. 259 ; 29 août 1908, p. 555.

à la médication par les lipoïdes. En 1905 et en 1908, ces auteurs, après avoir envisagé l'hypothèse d'une action antitoxique du foie vis-à-vis des poisons tuberculeux, annoncèrent dans de nombreuses sociétés savantes que la paratoxine, extrait de bile dissous dans l'éther de pétrole, avait une action sur la tuberculose à la première et à la seconde période, en l'utilisant en injections intratrachéales ou en injections sous-cutanées. L'hypothèse de MM. Lemoine et Gérard est très séduisante. Elle s'appuie sur l'action des lipoïdes sur les poisons organiques. MM. Calmette et Guérin, ont remarqué, depuis, que le bacille tuberculeux humain se développe difficilement sur la bile de bœuf. Ils ont même décrit tout récemment une méthode d'immunisation des bacilles contre la tuberculose au moyen d'injections intraveineuses de bacilles bovins cultivés sur bile de bœuf glycérinée. MM. Lemoine et Gérard ont obtenu, dans les épreuves de l'oculo et de la cuti-réaction, une atténuation de l'effet de la tuberculine additionnée d'extrait éthéré de bile. Au dernier Congrès de médecine de Paris (octobre 1910), ils ont relaté de nouvelles recherches sur l'action antitoxique des lipoïdes vis-à-vis des poisons tuberculeux : la médication expérimentale par les lipoïdes détermine de véritables points de fixation à bacilles tuberculeux morts. Mon ami, le Dr Triboulet, a insisté, dans plusieurs publications, sur le rôle de l'opothérapie hépatique dans la tuberculose des alcooliques avec lésions hépatiques. Il a obtenu de bons effets d'un extrait hépatique total préparé au sirop de sucre. Tout cela plaide en faveur de la médication préconisée par MM. Lemoine et Gérard. Depuis quatre ans, je l'ai essayée sur de nombreux malades, à l'hôpital et en ville. Le grand mérite de la paratoxine est d'être absolument inoffensive et d'être bien supportée. Mais son action curative reste encore douteuse. Dans les cas améliorés, j'ai vu parfois l'action bienfaisante s'épuiser au bout de un mois à six semaines et j'ai dû recourir ensuite à d'autres médications. La paratoxine peut améliorer les malades ; elle n'est sûrement pas un traitement spécifique de la bacillose.

*
* *

Voilà, Messieurs, ce que je désirais vous dire de la Chimiothérapie de la tuberculose. Actuellement, elle n'a aucune action directe contre le bacille ; elle n'est qu'une *aide* au traitement rationnel ou au traitement biologique, aide importante et dont on aurait tort de se priver. Mais deux remarques s'imposent dans son application. La première, c'est qu'elle doit être *inoffensive* et *simple*. Une des causes de la nocivité d'une médication, c'est souvent l'assemblage de corps dont les actions combinées les unes sur les autres sont inconnues et par conséquent redoutables. Une telle médication, en plus de ses effets généraux nuisibles sur l'organisme, provoque souvent la gastrique médicamenteuse. C'est là le danger des longues ordonnances, faites avec des préparations composées de 6 à 10 substances mélangées dans une potion. Ceci, Messieurs, ce n'est plus de la médecine, c'est de la cuisine et de la très mauvaise cuisine, c'est de la salade médicamenteuse, de la bouillabaisse thérapeutique, selon l'expression pittoresque de mon regretté maître, M. Huchard.

Il existe encore un autre danger, celui des *hautes doses* de médicaments, contre lesquelles je m'élève constamment depuis quelques années. « Il semble que l'évolution scientifique actuelle nous rapproche de la vieille expérience de Raulin appliquée à la médecine, et que, comme pour l'aspergillus niger, des traces de substances minérales empêchent ou provoquent telle ou telle action (1). » La médication chimique dans la tuberculose ne peut se comprendre que si elle évite soigneusement ces divers écueils ; elle doit être simple et inoffensive.

La deuxième remarque concerne une méthode de traitement que j'applique depuis plus de quinze ans et qui m'a donné souvent des résultats quand d'autres médications n'avaient plus d'effet. Je l'ai appelée, dans mes leçons sur le « Traitement pratique de la tuberculose », la *méthode*

(1) Louis RÉNON. Des indications thérapeutiques, *Journal des praticiens*, 3 août 1907.

des médications analogues successives. Depuis longtemps j'avais remarqué qu'en dehors de leur action propre, les sels de chaux, l'arsenic et les autres substances formant la base de toute médication antituberculeuse avaient une action psychique intense. La suggestion thérapeutique rend difficile l'appréciation de la valeur d'une médication contre la tuberculose en raison du « coefficient normal d'amélioration » toujours le même dans les médications nouvelles et inoffensives. Mais tout traitement imposé par un médecin ayant foi en sa thérapeutique développe chez le malade un facteur psychothérapique de guérison toujours le même. Le malade se laisse suggestionner par le médecin, et la médication est le véhicule de cette suggestion. « C'est là, comme je l'ai dit, une force thérapeutique de premier ordre dont se privent volontairement les partisans de l'abstention systématique de toute médication dans la tuberculose. Maniée avec sagacité, l'administration de telle ou telle substance inoffensive, ayant d'ailleurs une action sur l'état local ou général, permet souvent d'obtenir chaque fois un coefficient normal d'amélioration nouveau, de superposer parfois toutes ces améliorations suggestives et de faire le cumul des coefficients d'amélioration. Le médicament devient le vecteur de la foi thérapeutique du médecin et jalonne d'espoir la route du malheureux phtisique (1). » La pratique de très

(1) Louis RÉNON. *Le traitement pratique de la tuberculose pulmonaire*, Paris 1908, p. 32.

nombreux malades m'a montré qu'en général la durée de l'action psychique médicamenteuse ne dépasse pas trois semaines. Il sera indispensable de varier la médication toutes les trois semaines, sans changer le principe de traitement. Il faudra faire des médications successives, mais analogues.

Dans le traitement chimique de la tuberculose, rien n'est plus facile que de varier la médication. On donne pendant 20 jours les sels inorganiques de chaux (carbonate de chaux, phosphate tricalcique, fluorure de calcium), on laisse reposer pendant 5 à 8 jours ; on prescrit pendant 20 jours de l'albuminate de chaux, du chlorure de calcium ou du glycérophosphate de chaux ; après les 5 à 8 jours de repos, on peut donner de l'arsenic, dont on varie le sel (arséniate de soude, atoxyl, cacodylate, arrhénal, orpiment, etc.) pendant une ou plusieurs périodes de la médication. On utilise donc des médicaments d'effets analogues, mais le même médicament n'est prescrit qu'au bout de deux à trois mois. Le malade n'y est pas accoutumé ; l'action bienfaisante première a toutes les chances de se renouveler chaque fois. Le cadre de cette médication pourra être rempli d'une manière différente par d'autres substances médicamenteuses, selon les diverses indications thérapeutiques. On peut associer l'emploi permanent de la tuberculine aux différentes médications analogues successives (1).

(1) J'ai pratiqué la méthode des médications analogues successives avec des périodes de *20 jours de traitement basal* composées d'arséniate de soude, de sels

Messieurs, nous ne pouvons actuellement rien demander de plus à la chimiothérapie de la tuberculose pulmonaire. Mais je crois son avenir scientifique considérable. La chimie, qui nous a déjà renseignés sur la composition exacte du bacille de Koch, nous permettra, je l'espère, de trouver une substance neutralisant les matières composantes de son protoplasma sans réaction sur les autres cellules de l'organisme. C'est là, j'en ai la conviction parfaite, la voie vraiment féconde de l'avenir.

de chaux, de liqueur de Fowler, de glycérophosphate de chaux etc, périodes alternant avec des périodes de 5 jours *d'opothérapie associée* composée d'adrénaline, d'hypophyse, de poudre de moëlle osseuse, etc. (Louis Rénon, *Loco citato*, p. 130).

X

LA PHYSIOTHÉRAPIE

L'héliothérapie de la tuberculose pulmonaire.

Importance des agents physiques dans le traitement de la tuberculose pulmonaire.

La constitution et l'évolution de la matière. — Les forces résultant de la libération de l'énergie intra-atomique et les ondes de l'éther.

Constitution de la lumière. — Sa pénétration à travers le corps humain. Action physique et biologique des rayons lumineux, des rayons caloriques, des rayons chimiques, des rayons infra-rouges, des rayons ultra-violets.

Action des bains froids et chauds du soleil.

La pratique de l'héliothérapie. — Résultats. — Indications et contre-indications.

La sclérose et la pigmentation consécutives à la cure solaire.

Nécessité de l'association de l'héliothérapie à la climatothérapie.

Messieurs,

Je vais commencer aujourd'hui l'étude de la médication de la tuberculose pulmonaire par les agents physiques. C'est là un sujet d'actualité pour lequel je vous demande toute votre attention.

Les agents physiques, lumière, électricité, rayons X, radium, eaux minérales, exercent une action puissante sur l'homme sain et l'homme malade, en raison de l'intensité des forces mises en jeu par ces agents. Il est d'abord indispensable de vous montrer l'origine de ces forces ; pour cela, il est nécessaire de vous dire quelques mots de la *constitution* et de l'*évolution* de la matière.

Pour les anciens, la matière était composée d'atomes disséminés dans le vide. Ces atomes étaient immuables et impérissables.

Nam neque adaugescit quicquam, neque deperit inde,

comme disait Lucrèce, il y a plus de 2 000 ans. La matière ne reçoit rien, elle ne perd rien, ce que Lavoisier traduisait à la fin du xviiie siècle par la formule célèbre : rien ne se perd, rien ne se crée. Cette conception s'est maintenue intacte jusqu'à la fin du siècle dernier. Puis, des découvertes successives, celle de la dissociation électrolytique en ions d'électricité contraire, la découverte des rayons cathodiques, celle des rayons X, celle des corps radio-actifs, comme l'uranium et le radium, la démonstration par le Dr G. Le Bon de la radio-activité générale de la matière, permettent à cet auteur d'affirmer que la matière n'est pas indestructible. Dans son magistral ouvrage : *l'Évolution de la matière,* le Dr G. Le Bon prouve que les ions positifs et négatifs de Faraday, les rayons cathodiques de Crookes, les rayons de Roëntgen, les radiations de Becquerel, celles de Curie, et toutes les radiations radio-actives répandues partout dans la nature ne sont qu'une seule et même chose : des particuliers infimes de matière en état plus ou moins avancé de dissociation et de dématérialisation. Et le Dr G. Le Bon a pu dire avec raison : « Rien ne se crée, tout se perd ; c'est de l'*énergie intra-atomique* libérée par la *dématérialisation* de la matière que dérivent la plupart des forces de l'univers ».

En effet, Messieurs, l'atome de matière est répandu dans l'éther, base immatérielle de l'univers qu'il remplit jusqu'à l'infini. L'éther circule librement entre les atomes de la matière. L'atome, puisqu'il est destructible, en se dissociant, en se désagrégeant, libère de l'*énergie*. Cette énergie constitue une force qui quitte l'atome et se répand dans l'éther. La propagation de ces *forces* se fait par des ondes qui se propagent dans l'éther et troublent son équilibre. L'éther est donc animé de vibrations et d'ondulations incessantes. La chaleur, l'électricité, la lumière, la radio-activité, la phosphorescence sont des modes divers de l'éther en mouvement. L'atome, composé de particules électriques animées de mouvements en tourbillons et de mouvements giratoires, se meut constamment ainsi que l'éther. Comme le dit le Dr G. Le Bon, « les éléments de la matière sont en mouvement incessant : un bloc de plomb, un rocher, une chaîne de montagnes n'ont qu'une immobilité apparente.

Ils subissent toutes les variations du milieu et modifient constamment leurs équilibres pour s'y adapter. La nature ne connaît pas le repos. S'il se trouve quelque part, ce n'est ni dans le monde que nous habitons, ni dans les êtres vivant à sa surface. Il n'est pas davantage dans la mort, qui ne fait que substituer à certains équilibres momentanés d'atomes d'autres équilibres dont la durée sera aussi éphémère (1). »

L'énergie intra-atomique, cause de ces mouvements incessants, crée des forces considérables. Voulez-vous un exemple de leur puissance ? Les parties émanées de la matière effectuent d'après M. Curie, leur dissociation avec une vitesse de 100 000 kilomètres par seconde. La force vive d'une sphère de bronze de 3 millimètres d'épaisseur et du poids de un gramme, animée d'un mouvement de rotation d'une valeur égale à celle des particules de matière dissociée, correspond à 203 873 millions de kilogrammmètres. « C'est à peu près le travail que fourniraient en une heure 1 510 locomotives d'une puissance moyenne de 500 chevaux-vapeur (2). »

Les ondes de l'éther résultent de la transmission de toutes ces forces ; comme la puissance de ces forces est variable, les *ondes de l'éther* sont variables dans leur intensité et leur vitesse de propagation. La lumière blanche totale, les divers

(1) G. Le Bon. *L'évolution de la matière*, 1908, p. 247.
(2) G. Le Bon. *Loco citato*, p. 43.

rayons lumineux, l'électricité, les rayons X, etc., ne se propagent pas de la même manière dans l'éther. Leur longueur et le nombre de leurs vibrations ont permis de les classer. Dans l'état actuel de nos connaissances, dit M. Malgat, dont j'aurai l'occasion de vous citer souvent les intéressants travaux au cours de cette conférence, nous ne pouvons établir que la chaîne suivante des ondes de l'éther (1) :

1° Oscillations électriques,

2° Ondes hertziennes,

3° Rayons de Rubens,

4° Rayons infra-rouges,

5° Rayons lumineux,

6° Rayons ultra-violets,

7° Rayons N. de Blondlot,

8° Rayons X de Roentgen et rayons y du radium,

9° Rayons de Becquerel (place indéterminée).

Toutes ces ondes d'amplitudes et de vibrations si diverses peuvent être utilisées dans la physiothérapie de la tuberculose pulmonaire, où nous aurons à considérer successivement le traitement par la lumière, l'héliothérapie et la photothérapie, auxquelles nous associerons la climatothérapie, le traitement par l'électricité avec les courants de

---

(1) J. MALGAT. La cure solaire à Nice, *Les cures d'air, d'eaux et de régimes chez les enfants,* Paris, 1910.

haute fréquence, puis le traitement par les rayons X et le radium, enfin les cures hydro-minérales, la crénothérapie. Nous verrons que tous ces moyens de traitement résultent de la libération de l'énergie intra-atomique et des forces concomitantes.

*
* *

Le traitement par la lumière solaire, l'*héliothérapie,* que nous ressuscitons aujourd'hui au nom de la science physique, paraît bien ancien. Récemment, dans la *Chronique médicale,* le Dr Lambrinopoulos, citait un passage d'Hérodote, intitulé περι ηλιωσεως (de l'exposition au soleil), où cet auteur indiquait la cure solaire en recommandant de « garantir la tête à l'aide de quelque couverture ».

Actuellement, dans l'héliothérapie, nous utilisons toutes les forces de la lumière, celle contenue dans chaque onde lumineuse et celles contenues dans chaque onde obscure. Ceci demande une explication. Vous savez, Messieurs, que la *lumière blanche,* loin d'être un tout uniforme, est constituée de sept rayons colorés, rouge, orangé, jaune, vert, bleu, indigo, violet, formant le *spectre* lumineux de Newton. A chaque extrémité du spectre, il existe un autre spectre de rayons obscurs. En deçà du rouge, on a découvert les rayons infra-rouges ; au delà du violet, on a découvert les rayons ultra-violets. Tous ces rayons sont des mouvements ondulatoires et transversaux de l'éther, caractérisés chacun par des longueurs d'onde et des vibrations différentes. Dans les rayons infra-rouges, les longueurs d'onde sont les plus longues et les vibrations les moins rapides ; il en est tout autrement dans les rayons ultra-violets, dont les longueurs d'onde sont les plus courtes et les vibrations les plus rapides.

Le tableau suivant, indiqué par M. Malgat, vous renseignera sur la marche des rayons lumineux dans l'éther :

RAYONS		LONGUEURS D'ONDES en millimètres de microns.	VIBRATIONS PAR SECONDES en trillions.	
Ultra-violet.	. au-dessous.	de 392	au-dessus de	709
Violet.		de 392 à 408	—	709
Indigo.		de 434 à 449	—	668
Bleu..		de 457 à 500	—	631
Vert..		de 500 à 544	—	595
Jaune.		de 562 à 583	—	544
Orangé..		de 600 à 660	—	511
Rouge.		de 663 à 698	—	484
Infra-rouge.	. . au delà.	de 698	au-dessous de	484

Tous ces rayons lumineux émanés de la lumière solaire constituent des forces différentes agissant sur la matière d'une manière différente. On peut les diviser, selon leur action, en trois grands groupes, rayons lumineux, rayons caloriques, rayons chimiques.

Avant d'aller plus loin dans leur étude physique et physiologique, il faut d'abord examiner si la lumière solaire *pénètre* dans notre organisme. La réponse n'est plus douteuse depuis les expériences M. Malgat en 1901. Cet auteur a pu impressionner par la lumière des plaques photographiques à travers le corps nu. Il a fait remarquer que, dans l'éclairement latéral de certaines tumeurs comme l'hydrocèle, la lumière traverse les tissus de part en part, s'y décompose même en spectre solaire, pour ne laisser à la sortie passer que les rayons rouges, les rayons bleus ou les rayons violets qui, en se combinant, forment la couleur pourpre constatée au stéthoscope dans l'examen de l'hydrocèle. La lumière passe donc à travers le corps humain, et nous pouvons maintenant examiner rapidement l'action physique, chimique et biologique des divers rayons.

Les rayons *lumineux* sont constitués par les rayons jaunes, les plus lumineux, puis par les rayons orangés et les rayons verts ; ensuite, du côté du rouge et du côté du violet, la luminosité diminue rapidement pour arriver aux rayons obscurs infra-rouges et ultra-violets. Ces rayons lumineux jaunes, orangés et verts ont été peu étudiés au point de vue biologique. Cependant, selon la remarque très juste de M. Malgat, c'est dans une portion de l'orangé, les deux cinquièmes du jaune et dans presque tout le vert du spectre solaire que se forment les deux bandes de l'hémoglobine (1). Il est bien probable que les rayons lumineux ont une action sur la formation de cette matière,

---

(1) J. MALGAT. Les énergies solaires dans la tuberculose pulmonaire, *Tuberculosis*, 1er janvier 1909.

comme les rayons rouges en ont sur le développement de la chlorophylle chez les plantes.

Les rayons *caloriques* sont constitués par les rayons rouges. Ceux-ci élèvent la température des corps, écartant et dilatant leurs molécules, pouvant créer l'état liquide et l'état gazeux de ces corps. Ils changent l'aspect de la forme, mais ne modifient en rien l'essence des corps. Les rayons rouges sont vaso-dilatateurs, excitants du système nerveux, toniques, congestionnants d'une façon passive (J. Malgat), à la manière de la méthode de Bier. Les plantes et les animaux vivent et se multiplient sous la lumière rouge.

Les rayons *chimiques* ou *actiniques* sont constitués par les rayons bleu, indigo, violet. Ce sont les rayons destructeurs de la matière. Ils font des corps nouveaux par combinaison, ils opèrent des décompositions, ils font des oxydations, etc., ils détruisent même les atomes comme dans les phénomènes de radio-activité, ils créent, en un mot, des équilibres atomiques nouveaux. Ils détruisent les mousses, les moisissures, les ferments, les diastases, les microbes et leurs toxines en les oxydant ; ils assainissent les eaux, l'air et les poussières en faisant périr les micro-organismes qu'ils contiennent. M. Malgat a montré aussi que ces rayons avaient un pouvoir sédatif puissant sur le système nerveux. Les deux extrémités du spectre ont donc des actions différentes. « Prenez une plante, placez-la sous un châssis violet : elle s'étiole. Placez-la avant qu'elle ne meure sous un châssis rouge : elle reprend de la vigueur. Placez une culture de bacilles sous une cloche violette, elle s'atténue et va mourir ; placez-la sous une cloche rouge, avant qu'elle ne périsse, elle va revivre et reprend sa virulence. Il n'y a aucune différence entre la plante pluricellulaire et la plante monocellulaire, si ce n'est le temps qu'il faut pour mourir » (J. Malgat). Dans la nature, les plantes sont protégées contre l'influence néfaste des ondes courtes à vibrations rapides des rayons actiniques par la couleur verte de la chlorophylle qui absorbe ces rayons ; l'homme se protège par la pigmentation de sa peau, d'autant plus foncée qu'il habite dans un climat plus lumineux.

Il me reste à vous dire quelques mots des rayons infra-rouges et des rayons ultra-violets.

L'action des rayons *infra-rouges* est considérable dans la nature ; ils ont un grand pouvoir de pénétration. C'est peut-être à leur effet que les plantes ont la force de se développer et de germer dans l'obscurité.

Les rayons *ultra-violets* ont été très étudiés depuis quelques années. Leurs longueurs d'onde sont des plus minimes (392 à 295 millièmes de micron) et leurs vibrations des plus rapides (au delà de 709 trillons par seconde). Ces rayons ont une grande puissance en surface, car ils sont très peu pénétrants, mais, comme l'a montré le Dr G. Le Bon, ils dématérialisent les atomes de la matière et possèdent à un haut degré la propriété de rendre les corps radio-actifs. Ces rayons ont une action intense sur les microbes qu'ils détruisent à la surface des corps. « Si la terre n'était pas protégée de l'ultra-violet solaire extrême par son atmosphère, la vie, dans ses conditions actuelles, serait probablement impossible à sa surface (1). » Aussi a-t-on fait usage des rayons ultra-violets dans la désinfection, dans la stérilisation des eaux préalablement filtrées. Au début de ces conférences, je vous faisais part de l'action des rayons ultra-violets notée par M. et Mme Victor Henri sur la virulence des bacilles de la tuberculose bovine. Ils ont constaté un retard appréciable dans le développement de la tuberculose, après inoculation des bacilles sous la peau du cobaye, et un retard dans l'apparition des cultures sur pomme de terre. Ces bacilles étaient détruits après une exposition plus longue aux rayons ultra-violets. La tuberculine est modifiée par ces mêmes rayons, et ne donne plus aucune réaction chez le cobaye tuberculeux. M. André Jousset a pu voir que l'irradiation ultra-violette n'atteint pas également toutes les propriétés spécifiques de la tuberculine ; une tuberculine dépouillée de sa toxicité, biologiquement inactive, n'est pas *ipso facto* détruite, car elle conserve son pouvoir précipitogène. Par contre, sous l'influence des mêmes irradiations, un sérum antituberculineux devient épais, opalin

(1) G. Le Bon. *Loco citato*, p. 149.

et visqueux, et, en cinq heures, il est à demi solidifié et gélatinisé (1).

*\
* *

Après toute cette étude physique et biologique de la lumière, nous pouvons pénétrer plus avant dans son *mécanisme thérapeutique* sur la bacillose, et voir comment dans la pratique il convient de *régler la cure solaire* de la tuberculose pulmonaire.

Le tuberculeux pulmonaire profite de la pénétration tonique, vaso-dilatatrice et phagocytaire des rayons de grande longueur d'onde, comme les rayons rouges et infra-rouges. Il bénéficie des rayons lumineux orangés, jaunes et verts qui ont une action sur l'hémoglobine. Il utilise même l'action microbicide et antiseptique externe des rayons d'ondes très courtes comme les rayons de l'extrémité violette du spectre et les rayons ultra-violets.

Toutes ces actions s'exercent dans ce que l'on a appelé les *bains de soleil*. Dans ceux-ci, il faut distinguer, d'après M. Malgat les bains chauds et les bains froids (2), dont l'action est tout à fait différente. Quand on expose un malade nu aux rayons solaires, si le thermomètre marque au

(1) André Jousset. De l'action des rayons ultra-violets sur la tuberculine et les sérums antituberculineux, *Soc. de biologie*, 26 novembre 1910.

(2) J. Malgat. Bains de soleil, *Tuberculosis*, n° 2, février 1910.

soleil et à l'abri du vent une température supérieure à celle du corps, on donne un *bain chaud de soleil*. Dans ce cas, le malade reçoit tous les rayons du spectre visibles et obscurs, depuis les infra-rouges jusqu'aux ultra-violets qui transmettent leurs mouvements aux atomes et aux molécules du malade. Le bain chaud est vaso-dilatateur des vaisseaux et des capillaires, excitateur du système nerveux, abaisseur de la pression artérielle, accélérateur de la respiration et de la circulation sanguine. Quand, au contraire, on expose un malade nu aux rayons solaires, si le thermomètre indique une température inférieure à celle du corps, on donne un *bain froid de soleil*. Dans ce cas, le malade reçoit seulement les rayons lumineux moyens, orangés, jaunes, verts et les rayons chimiques, en raison de leur moindre longueur d'onde, le mouvement de ces ondes s'étendant des molécules du corps du malade aux molécules de l'éther. Le bain froid est vaso-contricteur, éleveur de la pression artérielle, modérateur de la respiration et de la circulation sanguine ; il abaisse la température de la périphérie cutanée par perte de calorique tandis que le bain chaud l'élève. Pour le D{^r} Malgat, le bain froid de soleil est dangereux pour les bacillaires pulmonaires.

Comment *pratiquer* la cure solaire ? Pour vous l'expliquer, je ne puis mieux faire que de vous citer textuellement la pratique de M. Malgat :

« Depuis 1901, j'ai soumis systématiquement tous mes poitrinaires à la cure solaire de la manière suivante : le matin, vers onze heures, alors que l'intensité chimique est très élevée et que le soleil entre largement dans la chambre du malade par la croisée ouverte, je place le patient le torse nu, à cheval sur une chaise, de façon qu'il puisse en recevoir les radiations directes, tout en abritant sa tête, c'est-à-dire en tenant la tête dans l'ombre. Au début, je fais commencer le traitement derrière les croisées fermées. Malheureusement le verre absorbe une grande quantité de rayons actiniques, environ 95 pour 100, et ce procédé est en conséquence peu efficace. Mais il est bon d'entraîner les malades. La durée de la séance d'insolation directe, la croisée ouverte, ne me semble pas devoir dépasser vingt minutes : souvent même elle doit être moindre. Lorsque l'intensité chimique est très élevée, je réduis l'insolation à cinq ou dix minutes seulement.

« La mesure de l'actinité à laquelle j'ai recours est plus pratique que rigoureusement mathématique. Mais elle m'a toujours suffi.

« Je me sers d'un simple photomètre Decoudun, à verre bleu, et je l'emploie comme si je voulais déterminer le temps de pose avant de faire une photographie sur plaque extra-rapide. En conséquence, je pointe mon photomètre vers l'atmosphère, dans la direction du Sud, selon un angle de 45° environ, et je mets l'instrument au point, en faisant lentement coulisser le tube intérieur. Si le curseur s'arrête sur un sixième de seconde de pose nécessaire pour faire une bonne photographie sur plaques extra-rapides, je laisse aller la séance d'insolation jusqu'à vingt minutes : s'il indique un huitième de seconde de pose, on peut faire l'insolation de quinze à vingt minutes : au-dessus il faut s'arrêter à dix ou même seulement à cinq minutes.

« Il faut tenir compte d'un autre facteur, la température au soleil. Si le thermomètre ne monte qu'à 26° ou 27°, on ne saurait, sans beaucoup de précautions, exposer le malade, le torse nu et la croisée ouverte. D'autre part, s'il atteint 40° ou plus, il faut limiter ma séance à une dizaine de minutes. Dans les deux cas, il faut s'inspirer de la résistance du malade et de son état général.

« Jusqu'ici, je m'étais contenté de faire la cure solaire sur le dos nu, ayant estimé que les rayons chimiques étaient capables d'aseptiser en même temps la partie postérieure et la partie antérieure des poumons. Mais je me suis aperçu que les foyers tuberculeux en arrière guérissaient assez rapidement, tandis qu'en avant la guérison était infiniment plus lente. D'où j'ai conclu que la quantité de rayons solaires arrivant à la partie antérieure des poumons était insuffisante pour produire des effets salutaires après avoir traversé une grande épaisseur de tissus. Je fis alors insoler les malades, d'abord en arrière pendant dix minutes, puis en avant pendant dix autres minutes. Malheureusement beaucoup de malades supportent mal l'application des rayons du soleil sur cette dernière portion du corps. Quelques-uns éprouvent de véritables angoisses qui peuvent aller jusqu'à la syncope ; d'autres ont des palpitations cardiaques extrêmement pénibles. Il m'a donc semblé que le cœur supportait assez mal les insolations.

« En conséquence, j'ai adopté un dispositif qui me permet d'éviter d'atteindre le cœur et de jeter tout de même sur les lésions antérieures une grande quantité de rayons solaires. J'ai donné la préférence aux miroirs d'argent : l'argent poli en réfléchit environ 90 pour 100. Avec des miroirs montés sur pieds et d'une dimension de $0^m,13$ sur $0^m,09$, on peut inonder de lumière toute la partie supérieure d'un poumon sans toucher à la région cardiaque, et l'on obtient une action vraiment efficace par la double insolation faite en même temps.

« Pour fixer les limites d'une séance, il faut un certain doigté. Il est des malades qui supportent facilement une insolation de vingt minutes sans éprouver la moindre fatigue, d'autres se trouvent positivement incommodés par une pose de cette durée. Et, chose remarquable, l'entraînement réussit mal chez ces derniers : il y a une limite qu'il ne peuvent difficilement dépasser sans en souffrir. L'organisme subit une sorte de surmenage par l'emploi prolongé du mouvement moléculaire ou atomique qui lui est transmis par le choc des ondes solaires. Il faut même

attacher une grande importance à trouver la limite parti-
culière de chacun, car de là dépendent certainement les
succès ou les échecs de la méthode. On pourrait être porté
à considérer avec dédain une médication qui consiste à
exposer un malade nu aux rayons du soleil pendant un
temps aussi court. Et l'on aurait grandement tort. Je vais
en fournir une preuve. Lorsqu'un bacillaire suit la cure
solaire chaque jour, même pendant seulement quelques
minutes, on constate, au bout d'un temps variable, qu'autour des foyers pulmonaires s'est établie une congestion
plus ou moins énergique. Tous les territoires périphériques,
qui sont plus ou moins envahis et dont on ne soupçonnait
pas l'invasion bacillaire, deviennent le siège d'une poussée
congestive très manifeste... Habituellement, je fais cesser
toute insolation jusqu'au jour où les poumons ne présentent plus, à l'auscultation, de signes de congestion ; c'est
une affaire de quelques jours... Peu à peu, les territoires
qui environnent ou avoisinent les foyers principaux sont
nettoyés par les rayons solaires, et il ne reste bientôt plus
à soigner que ces derniers. Ce processus est constant » (1).

Cette pratique du Dr Malgat a été contestée par M. Monteuuis qui la trouve en opposition avec « les idées directrices de la doctrine naturelle accordant toujours la pre-

____

(1) J. MALGAT. *La cure solaire de la tuberculose pulmonaire*, Mâcon 1907,
p. 15.

mière place au traitement général » (1). Comme M. Rollier (de Leysin), M. Monteuuis commence l'insolation par les pieds pour se rapprocher ensuite du thorax. Au bout de 15 jours, la cure peut être totale; elle peut durer des heures quand la pigmentation est bien établie.

Les hémoptysies sont peu à redouter dans une héliothérapie bien conduite. Chez 58 tuberculeux traités de cette manière, M. Hadji-Ivanoff n'a constaté que deux cas d'hémoptysies (2). La cure solaire ne donne jamais de fièvre.

Quels sont les tuberculeux pulmonaires les plus *justiciables* de la cure solaire ?

Les *indications* sont très étendues. Les médecins des différents sanatoriums de Leysin qui ont installé des cures solaires au dernier étage de leurs galeries de cure sont très formels à cet égard (3). Pour eux, les formes post-pleurétiques, les formes fibreuses, les formes bronchiques chroniques, la forme cavitaire stationnaire, sont les indications dominantes. « Elle m'a paru favorable surtout dans les formes torpides où l'on observe d'anciens foyers de ramol-

---

(1) Monteuuis, *L'usage chez soi des bains d'air, de lumière et de soleil,* 1911, p. 121.

(2) Hadji-Ivanoff. Le traitement de la tuberculose par la radiation solaire, *Tuberculosis,* octobre 1910, p. 472.

(3) Morin. Le traitement de la tuberculose pulmonaire par l'héliothérapie, *Études sur la tuberculose,* Aigle 1910, p. 163.

lissement, petits ou grands, plus ou moins bien circonscrits et localisés, qui ne présentent plus aucun signe d'activité envahissante, ni, d'autre part, aucun indice d'activité progressive. Dans ces « plaies mortes » du poumon, comparables de par leur torpidité aux plaies tuberculeuses chirurgicales, l'action du soleil est très remarquable » (1). Seul, de tous ses collègues de Leysin, M. Jacquerod, s'il reconnaît l'innocuité de courtes séances d'insolation, estime que le procédé « appliqué pendant plusieurs mois de suite, n'a pas paru modifier sensiblement les résultats que nous obtenions par les méthodes habituelles » (2).

Les formes très fébriles, les formes hémoptoïques, les formes suraiguës constituent les grandes *contre-indications* de l'héliothérapie. La cure solaire n'est pas contre-indiquée chez les tuberculeux âgés, mais elle doit être soigneusement dosée (J. Malgat), pour une raison que vous allez comprendre dans un instant.

***
** **

Parmi les effets de la cure solaire de la tuberculose pulmonaire, il convient de dire quelques mots des effets sclérosants de cette cure et de la pigmentation qu'elle détermine.

(1) Burnand. *In* Rapport de Morin, *Loco citato*, p. 183.
(2) Jacquerod. *In* Rapport de Morin, *Loco citato*, p. 180.

La cure solaire, dit M. Malgat, pousse à la *sclérose* les foyers de tuberculose, sans qu'on en trouve la raison bien nette. En même temps qu'on constate la régression scléreuse des parties pulmonaires atteintes de tuberculose, on voit souvent la pression artérielle s'élever sensiblement, et les artères se durcir comme chez le vieillard, surtout chez les malades du deuxième et du troisième degré. La cure solaire guérit des tuberculeux porteurs de cavernes, souvent au prix « d'une artério-sclérose plus ou moins généralisée » (J. Malgat). L'amélioration et la guérison de la tuberculose pulmonaire sont en raison directe du degré de sclérose, et le degré de sclérose est en raison directe de la durée du traitement solaire. Quand un malade approche de la guérison, « il faut diminuer la durée de l'insolation proportionnellement à la dureté de ses artères. Il arrive un moment où la durée des séances ne dépend plus ni de la température du soleil ni du degré de pigmentation cutanée, mais du degré de sclérose des artères » (1).

La *pigmentation* est la règle au cours de la cure solaire de la tuberculose pulmonaire comme dans celle des tuberculoses externes. Cette pigmentation, sur laquelle ont insisté tous les héliothérapeutes est d'autant plus marquée que les malades guérissent mieux et plus vite. « L'augmentation de la force de résistance du malade est presque tou-

(1) J. Malgat. *La cure solaire de la tuberculose chronique*, Paris, 1911.

jours proportionnelle au degré de pigmentation », dit
M. Rollier (1), qui a obtenu des résultats si remarquables de
la cure solaire dans le traitement des tuberculoses externes
dans l'altitude à Leysin. M. Rollier m'a fait au mois de
septembre dernier les honneurs de ses cliniques. J'ai été
extrêmement impressionné de voir des malades noirs comme
des nègres avec des plaies bacillaires considérables et multiples cicatrisées, des tumeurs blanches guéries ; sans les
photographies des lésions avant le traitement, jamais on
n'aurait pu croire que de pareils désordres aient pu exister
auparavant. Comme me l'écrivait le 4 décembre dernier
M. Malgat, « quelle que soit la forme de la tuberculose
chirurgicale, c'est un jeu de la guérir par les insolations :
la chirurgie dans ce cas devient tout à fait inutile, à moins
de cas exceptionnels ». On a remarqué que, dans la cure
solaire, les blonds, qui se pigmentent moins, sont moins
résistants et guérissent moins vite que les bruns. La résistance est moins grande encore chez les blonds vénitiens,
qui ne se pigmentent pas, ce qui confirme pleinement les
idées émises depuis longtemps par le Pr Landouzy sur la
prédisposition spéciale des blonds vénitiens à la tuberculose. De son côté aussi H. von Schrœtter (de Vienne) fait
remarquer qu'une incomplète pigmentation de la peau

(1) Rollier. La cure solaire de la tuberculose chirurgicale, *Soc. médicale
de la Suisse romande*. 21 octobre 1909, et *Études sur la tuberculose*, Aigle 1910,
p. 156.

dans la cure solaire peut être interprétée comme « stigmate de prédisposition à la tuberculose » (1). Le pigment est produit par les rayons ultra-violets. On peut concevoir sa genèse comme un moyen de défense contre les rayons actiniques, ce qui n'explique pas son action thérapeutique. On peut aussi lui attribuer un rôle de transformation, comme le soutient M. Rosselet ; grâce au pigment, les rayons ultrats-violets qui n'agissent qu'en surface sans pénétrer, seraient transformés en rayons de grande longueur d'onde, très pénétrants (2), comme les rayons rouges.

La cure solaire a une action très favorable sur le sang des tuberculeux. On constate une multiplication des globules rouges, une augmentation extrêmement sensible de l'hémoglobine, en même temps qu'une diminution de la poikilocytose et de l'anisocytose (3).

Voilà, Messieurs, ce que je voulais vous dire de l'héliothérapie de la tuberculose pulmonaire. Devant l'intérêt du sujet et l'importance des résultats obtenus, on pourrait se demander si, à défaut de lumière solaire, on ne pourrait pas utiliser une *lumière artificielle,* totale ou partielle, à l'aide d'un arc électrique ou d'une lumière colorée. La photothérapie a été utilisée avec succès dans le lupus, depuis

---

(1) Von SCHROETTER. Sonnen und Hoehenforschung, *Conférence internationale de la tuberculose,* Bruxelles, octobre 1910.

(2) ROSSELET. *In* Travail de Rollier, *Loco citato,* p. 150.

(3) ROLLIER. La cure solaire de la tuberculose chirurgicale, *Paris médical,* 7 janvier 1911, p. 145.

les travaux de Finsen (1), dans les tuberculoses externes, et dans la tuberculose du larynx, où, dans notre pays, M. André Nepveu s'est fait le défenseur de son emploi. Mais, pour le traitement de la tuberculose pulmonaire, rien ne vaut la lumière solaire. Elle possède dans la zone du spectre rouge une bande, qui, d'après Paul Bert, aurait le plus grand rôle pour former la matière organique. Or, « nulle formule de lumière artificielle ne contient cette bande » (J. Malgat). D'où la suprématie actuelle de la lumière solaire en phtisiothérapie.

L'héliothérapie est intimement liée à l'étude des climats. Elle ne peut se faire que dans les cures climatiques, car, dans les villes, les rayons solaires, transmis par une atmosphère dense, chargée de poussières et de vapeur d'eau, n'ont plus l'activité qu'ils possèdent dans l'altitude et au bord de la mer. Le climat marin, surtout celui si lumineux de notre Riviera française, et le climat de haute montagne sont particulièrement désignés pour les cures solaires. Ces climats ont d'ailleurs d'autres actions sur la tuberculose pulmonaire, ce qui va me permettre de vous parler de la climatologie de cette affection.

(1) N. FRIEDMANN. *La photothérapie : ses avantages dans le traitement du lupus vulgaire,* Paris, 1910.

XI

LA PHYSIOTHÉRAPIE *(Suite.)*

La climatothérapie.

Il n'existe pas de climat spécifique de la tuberculose.
Le climat de plaine.
Le climat marin. — Le climat de la Manche et de l'Atlantique. —
Arcachon.
Le climat méditerranéen. — Les stations climatiques. — Indications
et contre-indications. — Les adjuvances thérapeutiques. — Le climat
de la Corse et de l'Algérie.
Le climat d'altitude. — Indications et contre-indications.
La cure sédative de Pau et de Cambo.
Les cures forestières. — Précautions indispensables dans le choix de
l'habitation dans la station climatique.
La cure fermée de sanatorium et la cure libre. — Les sanatoria de
France.
Les climats artificiels. — L'aérostathérapie.

MESSIEURS,

Je vais continuer l'étude de la physiothérapie de la
tuberculose pulmonaire en vous parlant de l'importance
des climats dans le traitement de la maladie.

La climatothérapie a fait des progrès considérables depuis une dizaine d'années, et elle est devenue beaucoup plus scientifique qu'autrefois.

Existe-t-il un climat *spécifique* de la tuberculose ? Non, il n'en existe pas. On améliore partout les tuberculeux par la cure d'air, aussi bien à la plaine, à la montagne, à la mer, que dans le climat méditerranéen. En préconisant l'altitude comme spécifique de la tuberculose, on s'est mépris. S'il y avait autrefois peu de tuberculeux dans les pays d'altitude, cela tenait à l'absence de contagion ; mais dès qu'on a transporté les bacillaires dans les stations élevées, la tuberculose y est devenue aussi commune qu'en plaine, et elle y cause les mêmes ravages. Dans certaines localités du Jura où l'industrie s'est développée, on trouve un nombre de tuberculeux égal à celui des villes industrielles des plaines, souvent même un nombre plus grand, en raison des mauvaises conditions d'hygiène des habitants se claustrant pendant les froids, l'hiver, dans des locaux encombrés et contaminés. Dans le climat méditerranéen, la même observation peut être faite. Bien que le climat de Nice ait une influence prophylactique à l'égard de la tuberculose pulmonaire, « celle-ci, dit M. Baréty, n'épargne pas les indigènes. On peut dire toutefois qu'elle est rare parmi eux, et on peut noter que, lorsqu'elle s'y montre, c'est ordinairement dans la classe pauvre, mal logée et mal nourrie » (*Congrès de climatothérapie* de Nice, 1904).

Si je vous dis qu'il n'existe pas de climat spécifique de la tuberculose, c'est pour vous montrer qu'on peut faire la cure d'air partout.

Il y a toutefois une certaine *posologie* du climat qu'il est indispensable de connaître, car le climat se dose comme un véritable médicament. M. Sardou a eu raison de dire : « Bien des organismes ne supportent pas plus facilement une trop forte dose de stimulation climatique qu'une trop forte dose de digitale ou d'aconit » (1). Messieurs, certaines conditions sont indispensables aux climats, quels qu'ils soient. C'est d'abord une sécheresse relative, une perméabilité suffisante du sol, l'abri contre le vent et l'exposition en pleine lumière, la plus ensoleillée possible. Ces qualités réunies permettent de réaliser la cure d'air partout. Je l'ai faite, il y a une quinzaine d'années, en installant, dans les environs de Paris, une malade tuberculeuse qui a parfaitement guéri.

Le *climat de plaine* est souvent indiqué dans la tuberculose pulmonaire, quand on trouve une contre-indication aux autres climats et quand le malade présente une forme normale et moyenne de la maladie, sans prédominance d'un symptôme particulier. La cure de plaine est une cure toujours sage, ne présentant jamais d'inconvénients, et ayant souvent une efficacité suffisante.

---

(1) Sardou. La posologie du climat, *Presse médicale,* 14 août 1907, p. 517.

Mais des climats spéciaux sont parfois indiqués plus que d'autres, surtout quand les malades sont en état d'être transportés loin de chez eux. Ces climats sont : le *climat marin*, le *climat méditerranéen*, et le *climat d'altitude*.

Examinons ces divers climats. Je ne parlerai ici que de la climatologie française, pour ne pas agrandir démesurément le cadre de cette conférence.

Le *climat marin* a été étudié dans un livre très intéressant de M. Lalesque : *La mer et les tuberculeux* (Paris, 1904).

C'est un climat doué d'une certaine humidité, en raison de la nappe d'eau marine. Il y pleut assez souvent ; il est parcouru par les vents océaniens ; la pression barométrique y est à son maximum, et cependant ce climat jouit d'une grande stabilité thermique, à cause de la température moyenne de cette grande masse d'eau. Ce climat contient du chlorure de sodium, non pas tant qu'on a voulu le dire, mais il en renferme un peu, ainsi que des traces d'iode et d'ozone. Au point de vue microbien, il est d'une pureté remarquable. Voilà, rapidement esquissés, les éléments du climat marin.

Permettent-ils à ce climat d'avoir des avantages ou des inconvénients sur la marche de la tuberculose pulmonaire?

Beaucoup de médecins redoutent encore l'action du climat marin sur la tuberculose pulmonaire, et les discussions sont loin d'être closes sur cette délicate et importante question. Les opinions les plus divergentes ont été soutenues au Congrès de Biarritz, en 1903, le Dr Legrand disant que la cure marine est absolument contre-indiquée dans la tuberculose pulmonaire, et M. Lalesque, soutenant qu'elle donne les meilleurs résultats. « Entre autres exemples, dit-il, j'ai vu guérir, en cure marine intensive et prolongée plusieurs années, trois jeunes filles à poumons ramollis ou creusés de cavernes circonscrites mais certaines, guérir à tel point qu'après un certain laps de temps — temps d'épreuve — leur mariage put être autorisé, et que, devenues mères, toutes trois restent en parfaite santé depuis quinze, douze et sept ans » (1).

La question a été reprise par M. Guinon, dans un très beau rapport, au Congrès de climatothérapie d'Arcachon, en 1905 ; M. Guinon conclut, de toute son étude, que ce qui convient aux tuberculeux, c'est le *climat marin atténué*. L'atténuation résulte d'une latitude plus faible et de certaines dispositions locales, mettant l'habitation à l'abri du vent, grâce à un écran protecteur, comme une montagne ou une forêt. L'atténuation se manifeste encore par

---

(1) F. Lalesque. La cure marine des affections pulmonaires (Conférence faite le 29 juin 1910, à l'Exposition de Bruxelles), *Gazettes des eaux*, 24 septembre 1910, p. 490.

la diminution de la violence du flot ; elle est réalisée par l'échancrure de la côte, telles que baies, criques ou bassin profond.

Pour le Pr Albert Robin les tuberculeux pulmonaires qui sont des déminéralisés et des consomptifs, doivent être, en principe, écartés de la cure marine, à moins que des conditions topographiques spéciales soient capables d'atténuer son influence stimulante sur les échanges organiques et n'y créent des exceptions.

Ces exceptions tenant à la station marine elle-même ou à la maladie, sont au nombre de quatre :

« 1° Certaines stations marines sont favorables aux tuberculeux pulmonaires. Ce sont celles où se rencontrent les éléments sédatifs du climat (pureté de l'air marin, stabilité de la température, de la pression atmosphérique et de l'état hygrométrique de l'air, etc.), et qui, en même temps sont protégées contre ses éléments stimulants (vent, luminosité excessive, etc.). Ce sont, en d'autres termes, les stations qui jouissent, au minimum, du climat marin.

« 2° Il y a des phtisiques pulmonaires dont les échanges pulmonaires sont à peu près normaux, chez qui la maladie évolue avec lenteur, en présentant une tendance spontanée à la guérison. Ces phtisiques qui sont des infectés, mais non des consomptifs, pourront bénéficier des avantages du climat marin.

« 3° Voici maintenant des phtisiques à échanges exagérés

et vraiment consomptifs, qui n'ont pas d'appétit, digèrent et assimilent mal le peu qu'ils mangent, de sorte que l'action de l'oxygène qu'ils consomment s'épuise sur leur propre substance. Chez les phtisiques de ce type, la stimulation par l'air marin réveille souvent l'appétit ainsi que les fonctions digestives et assimilatrices, ce qui dérive sur les aliments intégrés une partie de l'oxygène fixé par l'organisme. Mais alors, la cure marine ne doit pas être de trop longue durée. Elle prendra fin quand le but aura été rempli, c'est-à-dire quand l'appétit fléchira, quand le poids d'abord augmenté, tendra à fléchir, quand se manifesteront des symptômes d'excitation nerveuse ou circulatoire. Scientifiquement, l'établissement de plusieurs bilans nutritifs permettrait de saisir avec précision le moment où l'on doit interrompre la cure climatique marine.

« 4° Il existe un petit nombre de phtisiques à échanges exagérés et réellement consomptifs, qui sans qu'on puisse cliniquement les reconnaître avant de tenter l'essai, s'améliorent au bord de la mer, et je serais bien embarrassé pour en préciser les raisons. Il m'a semblé, pourtant, que cette exception se rencontrait chez les phtisiques préalablement engraissés par la cure de repos ou au sanatorium, dont l'éréthisme nerveux ou circulatoire s'est assez apaisé pour qu'ils semblent plus déprimés que ne le comporteraient leurs lésions pulmonaires. Et il faut certainement faire intervenir aussi la question de l'acclimatement, car j'ai constaté d'abord que la stimulation exercée par le climat ne s'exerce pas fatalement sur tous les sujets, puisque cette stimulation pouvait disparaître avec le temps, chez certaines autres.

« Ces quatre exceptions atténuent quelque peu la proscription du climat marin pour les phtisiques. Cependant, même pour les cas favorables, on ne manquera pas de conseiller aux malades d'éviter la zone immédiatement contiguë à la mer et de s'abriter contre le vent et la trop grande intensité lumineuse (1). »

Après ces considérations préliminaires, nous allons examiner le climat de la Manche, le climat de l'Atlantique et le climat de la Méditerranée. J'insisterai sur ce dernier, qui ne ressemble en rien au climat marin ordinaire.

Le *climat de la Manche* est favorable aux tuberculeux mous et lymphatiques. Toutes les stations échelonnées entre Dunkerque et Brest ont les indications suivantes :

Les prédisposés à la tuberculose constitutionnelle et héréditaire, les malades atteints de phtisie scrofuleuse avec ganglions, les tuberculeux pulmonaires chroniques à la première période. Il faudra éloigner de ce climat les phtisiques atteints de lésions profondes et étendues, les formes torpides et éréthiques.

Les stations du *littoral de l'Atlantique* ont des indications

---

(1) Albert Robin. Du climat marin dans le traitement de la tuberculose. (Conférence faite à l'Exposition de Bruxelles, le 8 octobre 1910), *Journal médical de Bruxelles*, 27 octobre 1910.

inverses. Leur climat est plutôt favorable au terrain tuberculeux éréthique et congestif. Elles sont désignées pour les prédisposés constitutionnels et pulmonaires, pour la phtisie scrofuleuse, la tuberculose pulmonaire chronique à ses trois périodes, la pneumonie caséeuse dans la période de trêve, les formes fébriles et la forme hémoptoïque. Les contre-indications s'étendent aux formes lentes en non-activité, à la granulie, à la cachexie tuberculeuse caverneuse, aux phtisiques avancés dont personne ne veut et qui sont rejetés comme des parias hors de toutes les cures. Toutefois, M. André Claisse a fait voir récemment que Biarritz, particulièrement, ne saurait convenir aux tuberculeux pulmonaires, qui sont pris facilement d'accidents congestifs dans cette station (1); il lui préfère résolument Hendaye, Saint-Jean-de-Luz, et surtout Arcachon, une de nos grandes stations françaises de phtisiothérapie. Dans cette station privilégiée, unique en son genre, la cure marine faite sur un grand lac marin s'allie à la cure forestière.

*   *
*

Le *climat méditerranéen* est un climat spécial, particulier, et vous me permettrez de dire quelques mots de sa composition. Les éléments de ce climat sont multiples. C'est d'abord

(1) André CLAISSE. *Le climat marin à Biarritz*, 1907.

un régime particulier de vents, déterminé par une ossature
de montagnes formées par les derniers remparts et les
derniers contreforts des Alpes. Celles-ci dessinent une sorte
d'éventail qui protège des vents du Nord toute la région
méditerranéenne française, depuis Hyères jusqu'à Vintimille, et la met à l'abri de la bise froide. Cette région est
exposée aux vents du Sud, aux vents d'Est qui amènent
en général la pluie, et au vent d'Ouest, le mistral, vent
sec, violent et froid, qui prend naissance dans la vallée du
Rhône, et qui arrive atténué dans les stations méditerra-
néennes, en raison des différentes montagnes rencontrées
sur sa route et qui brisent son action. En plus de ces vents,
le climat est parcouru par la brise de mer et par la brise
de terre. Il est protégé contre les vents du Nord froids, et
il est exposé au plein soleil, la luminosité et l'intensité de
la radiation solaire formant avec sa protection contre les
vents du Nord une de ses meilleures qualités. Ce climat
est relativement sec. La sécheresse, la luminosité et la
chaleur forment les plus grands de ses avantages. Ses
inconvénients tiennent au mistral, aux poussières et à la
radiation solaire. J'ai montré au *Congrès de climatothérapie*
de Nice, en 1904, comment on pouvait parer à ces légers
inconvénients qui ne sauraient entrer en comparaison avec
les grands avantages qu'ils présentent (1).

(1) Lous RÉNON. Influence du climat méditerranéen sur la tuberculose et
les tuberculeux, *Congrès de Climatothérapie, et d'hygiène urbaine*, Nice, avril 1904.

Cette région offre une très grande variété de stations climatiques.

Il y a d'abord toute une série de stations qui sont échelonnées sur la côte, depuis Hyères jusqu'à Vintimille et qui sont : Hyères, Bormes, Cavaliere, Saint-Tropez, Sylvabelle, Sainte-Maxime, Saint-Raphaël, Cannes et Le Cannet, Juan-les-Pins, le Cap d'Antibes, Nice, le Cap Ferrat, Beaulieu, le Cap d'Ail, Monaco, Monte-Carlo, le Cap Martin et Menton. De plus, on trouve des villes assez distantes de la mer, comme Grasse, située à 3oo mètres d'altitude et à 14 kilomètres de la mer à vol d'oiseau, bien abritée, et comme Vence, située à 10 kilomètres de la mer, très abritée également. Enfin, il existe des stations d'altitude, comme Saint-Vallier, comme Thorenc, élevée de 1 25o mètres, où l'on pratique les sports d'hiver à trois heures de la côte d'Azur, comme les Moulinets, élevés de 8oo mètres, comme Saint-Martin de Vésubie et Peira Cava, élevés l'un de 1 ooo et l'autre de 1 5oo mètres au-dessus de la région de Menton.

Je rapprocherai du climat méditerranéen, le climat de la Corse qui possède une station marine de premier ordre, Ajaccio admirablement située au fond d'un golfe merveilleux, une cure d'altitude, Vizzavona, à 1 2oo mètres au-dessus de la mer, et les belles forêts de Valdoniello et d'Aötane. Je signalerai aussi le climat de l'Algérie, où l'on peut faire la cure d'air à Mustapha et à Biskra.

Le climat méditerranéen a une action tonique et stimulante nette. Ses *indications* sont précisées surtout depuis les travaux de MM. Barety, Guiter et Sardou au congrès de Nice de 1904.

Ce climat est indiqué chez les candidats à la tuberculose, chez les tuberculeux du premier et du second degré, chez les lymphatiques, blancs, pâles, blafards et chez ceux qui ne sont pas fébricitants ou à peine fébriles. Il convient plus particulièrement à la tuberculose des gens âgés ou ayant dépassé la première moitié de la vie. Comme me le disait le regretté Daremberg, la Riviera peut réclamer presque tous les tuberculeux âgés de 35 ans et au-dessus ; chez les plus jeunes, il faut faire une sélection, car ce sont surtout les formes torpides qui en retireront le plus grand profit.

Le climat est *contre-indiqué* dans la tuberculose avancée, dans la tuberculose cachectique, dans la bacillose congestive avec fièvre continue et hémoptysies fréquentes, dans la tuberculose des nerveux hyperexcitables. Cependant, les malades atteints d'hémoptysies peuvent trouver bénéfice au séjour de Cannes, en raison, dit Daremberg, de la légère humidité entretenue dans certaines parties de cette station par son sous-sol de gneiss. Souvent, les hémoptysies sont dues plus à des infractions aux règles de l'hygiène individuelle qu'aux éléments éréthiques du climat.

Si vous voulez des indications et des contre-indications

plus précises encore, vous pouvez les trouver dans l'excellent rapport de M. Guiter, au Congrès de Nice de 1904.

« Les indications, dit Guiter, s'étendent à un grand nombre de tuberculeux pulmonaires. Nombre de malades porteurs de lésions avancées, qui ne pourraient sans péril faire de la cure d'altitude, peuvent maintenir sur le littoral pendant de longues années leur santé ébranlée. Toutes les formes de la phtisie torpide s'améliorent aux stations de la Riviera : d'autre part, il serait injustifié d'en éloigner indistinctement les tuberculeux arthritiques qui, sous réserve de précautions plus sagement observées, d'une hygiène alimentaire plus sévère, parfois d'un éloignement plus grand de la zone maritime, peuvent bénéficier d'un climat sec, accélérateur des échanges nutritifs et favorable aux diverses manifestations de leur diathèse. Nous considérons comme particulièrement justiciables de la cure libre de la Riviera :

« 1° La tuberculose des gens âgés ou ayant dépassé la première moitié de la vie ;

« 2° La tuberculose pulmonaire infantile ;

« 3° La tuberculose pulmonaire compliquée de manifestations locales, cutanées, ganglionnaires, articulaires, osseuses et de lésions génitales.

« Par contre, il ne faut rien espérer de ce climat pour les tuberculeux déjà cachectiques, à résistance vitale effondrée.

« Il faut l'interdire :

« 1° A la phtisie aiguë ;

« 2° A la phtisie à marche rapide ;

« 3° A la tuberculose évoluant par poussées phlegmasiques, à intervalles assez rapprochés :

« 4° A la tuberculose avec éréthisme marqué, à poussées congestives et bronchitiques répétées chez certains arthritiques particulièrement impressionables ;

« 5° A la tuberculose compliquée de manifestations diverses des neuro-arthritiques hyperexcitables, quoique la tolérance s'établisse parfois pour eux avec l'installation loin de la plage et en tenant compte de ce fait que, lorsque les manifestations névrotiques ont pour cause première le surmenage, les fatigues mondaines, la vie artificielle des grandes villes, la vie au grand air peut suffire pour rendre à ces malades le calme et l'équilibre perdus ;

« 6° A la phtisie laryngée à sa période ulcéreuse.

« Quant aux principaux signes de la tuberculose pulmonaire, ni la fièvre, ni l'hémoptysie ne constituent de contre-indications pour le séjour du littoral. Certains troubles biliaires et digestifs, presque toujours évitables, peuvent forcer un petit nombre de malades à abréger au printemps la durée de leur cure. »

En dehors de cette action physique, réelle, le climat méditerranéen a une action morale considérable, grâce à la griserie de la lumière et à la splendeur de la nature, avec la beauté des teintes délicatement nuancées et des soleils couchants.

Voilà les principales indications et contre-indications du climat méditerranéen.

Peut-on aller plus loin, et *spécialiser* les stations du littoral ?

Ce serait un grand service à rendre à beaucoup de médecins qui s'en tiennent encore à la vague formule « du Midi », laissant aux malades eux-mêmes le soin de choisir leur station depuis Hyères jusqu'à Menton. Les malades se placent à leur guise, souvent dans des conditions mauvaises d'habitation, d'où des déceptions cruelles dont on accuse injustement le climat. Malgré toutes mes recherches, j'ai pu me convaincre que, dans l'état actuel de la climatologie médicale, il était impossible de pouvoir se prononcer sur cet intéressant sujet. Dans le climat méditerranéen, les malades ne doivent, à aucun prix, suivre seuls leur traitement ; il faut qu'ils reçoivent l'aide constante et les conseils de nos confrères de la station, qui leur donneront, selon la forme et l'intensité de la maladie, un véritable *curriculum vitæ*.

Il faudra régler les heures de sorties, et l'itinéraire des promenades. Il en est de même de la possibilité de la sortie selon l'état du vent ou de l'atmosphère. Dans tous les climats, mais surtout dans le climat méditerranéen, les malades devront consulter le baromètre, le thermomètre et l'hygromètre. Daremberg insistait avec raison sur l'influence de l'état hygrométrique ; si l'air était trop sec, il le rendait humide, soit en faisant bouillir de l'eau, soit en faisant étendre des linges mouillés dans la chambre. Les conseils du médecin sont utiles aussi pour les précautions à prendre au moment du coucher du soleil. En un mot, le malade ne peut tirer un sérieux profit de sa cure que s'il est sous la *direction complète* de son médecin, et je me range complètement à ce sage avis de M. Chuquet : « Le climat ne sera utile que si le malade en fait un bon emploi et s'il suit les préceptes suggérés par une longue expérience » (*Congrès de Cannes,* 1907).

Dans le climat méditerranéen, se trouvent toutes les *adjuvances thérapeutiques* magistralement exposées en 1899 par le Pr Landouzy, quand il venait défendre, au Congrès de Berlin, le beau climat de notre magnifique Riviera contre l'intransigeance des partisans acharnés du sanatorium. « Là, le tuberculeux trouve dans l'ensoleillement de sa résidence, aussi bien que dans l'air de la mer qu'il respire et dans le riant de la campagne qui l'entoure, sans excitations, sans fatigue et sans promiscuité, de quoi se réconforter et tromper son ennui (1). » Dans ce même congrès, MM. Bourcart et Guiter (de Cannes) et M. Vivant

---

(1) LANDOUZY. Cure de sanatorium simple et associée, *Congrès de la tuberculose de Berlin,* 1899, et *Presse médicale,* 27 mai 1899, p. 250.

(de Monte-Carlo) sont venus plaider aussi en faveur du climat méditerranéen.

*
* *

Le *climat d'altitude* utilise dans le traitement de la tuberculose pulmonaire des altitudes qui varient de 700 à 1800 mètres.

Les éléments du climat d'altitude sont les suivants : la diminution plus ou moins considérable de la pression atmosphérique, l'abaissement de la température, la grande sécheresse, la disparition des poussières et des bactéries, la grande luminosité due à la réflexion de la lumière sur la neige, la pureté remarquable de l'air, la grande richesse de la lumière en rayons violets. Dans ce climat, par suite de la raréfaction de l'oxygène, et de l'apparition de l'acapnie, le malade, pour maintenir ses échanges respiratoires, doit précipiter ses mouvements de respiration. On note un accroissement du débit respiratoire beaucoup plus marqué qu'en plaine ; aussi, pour M. Küss, les marches en montagne constituent-elles la méthode de choix pour rendre perméable à l'air un poumon atélectasié ou bridé par des adhérences (1). En même temps, on constate une polyglobulie périphérique.

(1) Küss. Recherches expérimentales sur le mode d'action des cures d'altitude, *Bulletin médical*, 5 juin 1909, p. 533.

Quelles sont, avec ces éléments, les *indications* de la cure d'altitude ?

Pour beaucoup, elle aurait toutes les qualités, et certaines stations d'altitude réclament tous les tuberculeux, à l'exception toutefois des tuberculeux cachectiques, que personne ne se soucie de soigner. La formule me paraît un peu trop simple. En général, les formes torpides se trouvent bien du climat d'altitude, ainsi que les tuberculeux en état d'éréthisme modéré. La grande contre-indication de l'altitude, c'est le nervosisme du malade, son éréthisme excessif, sa tendance à la congestion aiguë et aux hémoptysies. Les vieillards, les tuberculeux « qui ont des lésions avancées, étendues, qui ont des élévations thermiques constantes, des toux et des hémoptysies fréquentes » (1) feront mieux de s'abstenir de l'altitude. Cependant, pour M. Jacquerod, la fièvre ne serait pas une contre-indication à cette cure (2); dans la majorité des cas, le séjour à l'altitude ferait cesser la fièvre chez les malades du premier et du deuxième degré. Chez les tuberculeux plus atteints, chez ceux du troisième degré, la persistance de la fièvre après deux à trois mois de séjour à la montagne tiendrait à la gravité de l'affection et non à l'altitude. Dans tous les cas, si vous conseillez le

(1) M. Craponne. De l'action thérapeutique de l'air des altitudes, *Province médicale*, 19 février 1910.

(2) Jacquerod. Action du climat d'altitude sur la fièvre des tuberculeux, *Études sur la tuberculose*, Aigle 1910, p. 296.

séjour à la montagne, recommandez soigneusement à vos malades de procéder à la montée par étapes progressivement élevées, et de ne pas passer en quelques heures d'une altitude de 200 mètres à 1800 mètres ; vous éviterez les congestions suraiguës qui peuvent se produire en pareil cas.

La cure d'altitude doit-elle s'effectuer pendant l'été ou pendant l'hiver ?

La question a été très discutée ; j'estime qu'on peut la résoudre dans un sens comme dans l'autre. Cependant le malade doit effectuer son voyage en dehors de la période de la chute et de la fonte des neiges, pour ne pas s'acclimater à une époque des plus mauvaises, quand les conditions climatériques sont temporairement changées.

*
* *

Messieurs, je dois vous dire encore un mot de la cure sédative de Pau, de la cure de Cambo et des cures forestières.

Le *climat de Pau* est composé des éléments suivants : le calme absolu de l'atmosphère, l'absence de vents, l'abondance des pluies, et le minimum de variations thermiques. « Le premier effet physiologique ressenti sous l'influence du climat de Pau est une impression de calme, accompagnée parfois d'un peu de torpeur et de somnolence, sensa-

tion agréable d'ailleurs qu'éprouvent presque tous les arri-
vants (1). » Il en résulte une action sédative remarquable,
comparée par M. Meunier à celle du bromure de potassium.
L'atmosphère « cotonneuse » de Pau calme les éréthiques,
les nerveux, toutes les personnes excitables. L'indication
majeure de ce climat dans la tuberculose pulmonaire, c'est
l'état congestif, la tendance aux hémoptysies. Par contre,
les formes torpides, loin d'être améliorées à Pau, ne tirent
aucun profit de ce séjour qui les aggrave souvent.

Le *climat de Cambo* est comparable à celui de Pau ; il est
parfait pour les nerveux et pour ceux qui ne se trouvent pas
bien au bord de la mer.

Les *cures forestières*, dans la tuberculose pulmonaire,
ont été étudiées d'une façon remarquable par M. Lalesque,
qui a pu énoncer des idées scientifiques précises sur leur
action. La forêt modifie les caractères physiques, bacté-
riologiques et chimiques du climat régional. D'une façon
générale, en diminuant l'intensité des grands froids et des
chaleurs extrêmes, les massifs forestiers régularisent les
climats ; ils modifient l'état hygrométrique de l'air selon
les essences qui les composent ; le pin amoindrit cet état
hygrométrique et diminue l'humidité du sol. La forêt

____

(1) L. GOUDARD. Le climat de Pau, *Presse thermale*, 1909, p. 295.

protège contre le vent ; elle a un rôle purificateur ; elle possède une grande richesse en ozone ; quand elle se compose de conifères, son atmosphère se charge de vapeurs térébenthinées. Grâce à ces propriétés, les bois de conifères préservent contre les grandes variations de température, exercent une action sédative par leur humidité et leur abondance d'ozone, sont aseptiques par leur pureté atmosphérique, antiseptiques et toniques par leurs vapeurs térébenthinées. Tout ceci explique leur action dans la tuberculose pulmonaire.

M. Lalesque a bien étudié les *indications* de la cure forestière du littoral de la Gironde et des Landes, masse forestière de 100000 hectares, la plus grande de la France. « Le terrain éréthique fournit l'indication la plus précise de cette cure forestière : que cet éréthisme se traduise par des poussées bronchitiques, congestives ou par des phénomènes d'ordre général (fièvre, tachycardie, insomnie, etc.). C'est par son action particulièrement apaisante, sédative, que l'atmosphère forestière vaut dans ces cas... Aussi la cure forestière du littoral atlantique est-elle une *contreindication* pour tout bacillaire de tempérament mou, lymphatique, les torpides, en un mot (1). »

Tel est, Messieurs, l'exposé succinct des cures climatiques

(1) F. LALESQUE. Les cures forestières, *IIIᵉ Congrès international de physiothérapie*, Paris, mars-avril 1910 (Rapport présenté à la section de climatothérapie).

dans la tuberculose pulmonaire. Elles ont surtout pour but, en dehors de leur action stimulante ou calmante, d'assurer aux malades la respiration d'un air non vicié chimiquement et exempt d'un nombre trop considérable de bactéries.

Mais il est une *précaution* que je juge indispensable dans la climatologie de la tuberculose pulmonaire, quel que soit le climat indiqué et choisi.

Dans chaque station, les conditions telluriques ne sont pas uniformes. Il existe toute une variété de sous-climats, assez nombreux parfois. Telle partie d'une station est moins abritée du vent que telle autre ; dans tel endroit, le sol est moins perméable, et il y règne une humidité relative, favorable à certains malades, défavorable à d'autres. Il serait aisé de mettre en évidence toute une gamme de sous-climats dans une même localité. Pour une cure climatique idéale, il serait désirable que le médecin qui donne le conseil de cette cure connût toutes les variétés de sous-climats de la station où il envoie son malade. En pratique, cela est absolument impossible. Aussi, arrive-t-il souvent que, dans les stations climatiques, les malades habitent au gré de leur fantaisie, au hasard de leurs relations mondaines ou sur le conseil de personnes qui se préoccupent fort peu des règles de la climatologie. Il en résulte que, parfois, la cure ne donne pas le résultat espéré ; quelquefois même, elle est dangereuse. Dans l'intérêt bien compris des tuberculeux, il serait désirable que le médecin de la station climatique intervienne lui-même dans le choix de l'habitation du malade, le fixant dans telle ou telle partie de la localité selon les indications précises de la forme de tuberculose pulmonaire dont il est chargé de diriger le traitement (1).

Ces idées ont été appuyées par M. Lalesque au dernier Congrès de physiothérapie de Paris.

Dans tous les climats, on peut faire la cure *fermée* en sanatorium (2) ou la cure *libre*.

---

(1) Louis Rénon. Une précaution désirable dans la climatologie de la tuberculose pulmonaire, *IIIᵉ Congrès international de physiothérapie*, Paris, mars-avril 1910 (section de climatothérapie).

(2) Il faut compter, parmi les *sanatoria* de France, les sanatoria populaires et les sanatoria privés.

Parmi les sanatoria populaires, je vous citerai : Le sanatorium Villemin, à Angicourt, dirigé par le Dʳ Küss, le sanatorium de Bligny, en Seine-et-Oise, dirigé par le Dʳ Guinard, le sanatorium de Larue près l'Haÿ (Seine), le sanatorium de Chécy, dans le Loiret, dirigé par le Dʳ Pilate, le sanatorium d'Hauteville, dans l'Ain, dirigé par le Dʳ Dumarest, le sanatorium de Lay-Saint-Christophe, en Meurthe-et-Moselle, dirigé par le Dʳ Nilus, le sanatorium de Montigny-en-Ostrevent, dans le Nord, dirigé par le Dʳ Martial, le sanatorinm d'Ormesson, dirigé par le Dʳ Vaquier, le sanatorium de Pessac, dans la Gironde, dirigé par le Dʳ Magne, le sanatorium de Rouvray, dans la Seine-Inférieure, dirigé par le Dʳ Coloni, le sanatorium de Sainte-Fevre, dans la Creuse, dirigé par le Dʳ Berthelon.

Les sanatoria privés sont aussi nombreux. Parmi ceux-ci, je vous citerai : Le sanatorium de Durtol, dans le Puy-de-Dôme, dirigé par le Dʳ Sabourin, le sanatorium de Trespoëy, à Pau, dirigé par le Dʳ Crouzet, le sanatorium de Buzenval, dans la Seine, dirigé par le Dʳ Poussard, le sanatorium des Pins, à la Motte-Beuvron, dans le Loir-et-Cher, dirigé par le Dʳ Hervé, le sanatorium de Bellecombe, à Hauteville, dans l'Ain, dirigé par le Dʳ Quinson, le sanatorium de Beaulieu, à Cambo, dans les Basses-Pyrénées, dirigé par le Dʳ Hamant,

M. Lalesque a insisté beaucoup sur la *cure libre dans le climat marin* ; il a montré les grands avantages des voyages en mer, non pas sur les paquebots rapides, où l'espace est mesuré et où les conditions de vie intensives ne sauraient s'allier avec le calme indispensable aux tuberculeux, mais sur les bateaux à voiles. En mettant un mois pour aller de Bordeaux à Cette, M. Lalesque a vu un de ses malades faire une cure des plus profitables ; personnellement, j'ai vu des malades faire des cures de bateau de plusieurs mois avec des résultats très intéressants.

Sur les bords de la mer, on peut utiliser la cure de barque, le malade étant allongé sur de petites barques ancrées près du rivage, la tête protégée des rayons solaires par une ombrelle ou par une tente. On peut faire la cure de repos le long du rivage, la cure de hamac, de cabine, de paravent, d'abri.

*
* *

Voilà, Messieurs, ce que je voulais dire de la tuberculose pulmonaire. Quelques auteurs sont allés plus loin et se sont demandés si l'on ne pourrait pas réaliser *artificiellement* des climats favorables à cette affection.

le sanatorium d'Aubrac, dans l'Aveyron, dirigé par le Dr Saunal, le sanatorium d'Avon-Fontainebleau, dirigé par le Dr Salivas, le sanatorium de Birmandreïs, à Alger, dirigé par le Dr Verhaeren, le sanatorium de la Mantega, à Nice.

En diminuant, sous une cloche, la pression atmosphérique, en faisant venir un courant d'air filtré sur de l'ouate qui le stérilise, on pourrait réaliser des conditions analogues à celles du climat d'altitude. Cette méthode a été jadis utilisée dans la pratique, ainsi que la méthode de l'air comprimé. M. Dupont a essayé, pour diminuer l'intensité des combustions respiratoires du tuberculeux, — combustions bien mises en lumière par les travaux du Pr Albert Robin, — M. Dupont, dis-je, a essayé les inhalations d'acide carbonique. C'est d'ailleurs, l'acide carbonique qui, depuis les travaux de M. Mosso sur l'acapnie, est utilisé mélangé à l'oxygène contre le mal en ballon des aéronautes, quand ils montent dans les grandes altitudes supérieures à 5 000 mètres. M. Dupont a essayé une cure intéressante, « la diète d'oxygène et la diète respiratoire » à l'aide d'inhalations d'azote (*Soc. de thérapeutique*, 26 nov. 1905). Répétées plusieurs fois par jour, ces inhalations, en dehors de leur action moins comburante, calment la toux, comme on le voit dans la cure espagnole de Panticosa.

On a été plus loin dans l'aérothérapie, et M. Christian Beck a préconisé à l'*Académie des Sciences*, le 25 novembre 1907, la cure d'altitude en ballon, l'*aérostathérapie*. M. Christian Beck préconise l'emploi de ballons captifs, pouvant s'élever jusqu'à 800, 1 000 et 2 000 mètres, qui permettraient d'individualiser l'altitude, et de localiser la cure selon l'état du temps. Le procédé ne paraît pas applicable de longtemps dans la pratique, car il est très difficile pour un ballon captif de s'élever au-dessus de 400 mètres. L'impression exquise de calme, de quiétude, d'immobilité, l'absence de tout vertige que l'on constate en ballon libre et même en ballon captif à la montée, n'existent plus à la descente, pendant laquelle les secousses du câble impriment à la nacelle des mouvements très désagréables.

Il y a plus. En lisant l'excellente thèse de M. Jacques Soubies (Paris, octobre 1907) sur la *Physiologie de l'aéronaute*, on se rend compte des dangers d'une cure en ballon dans la tuberculose, dangers pour les formes congestives, à cause des hémoptysies, dangers pour les autres formes, à cause de la brièveté du séjour et de la fatigue de la descente. Il y a aussi un danger d'intoxication par le gaz, lorsque le ballon ne porte pas une ou plusieurs ouvertures au niveau de la nacelle ; celles-ci exposeraient les tuberculeux à des courants d'air très nocifs.

M. Soubies préconise la cure de ballon dans les névroses et dans la psychasthénie, mais elle ne lui paraît pas applicable à la tuberculose pulmonaire, où il la trouve tout à fait contre-indiquée.

XII

LA PHYSIOTHÉRAPIE *(Suite et fin.)*

L'électrothérapie, la radiothérapie, la radiumthérapie et la crénothérapie.

L'électrothérapie.
Les courants de haute fréquence et leur action sur la tuberculose pulmonaire.

La radiothérapie.
La radiothérapie de la tuberculose pulmonaire.

La radiumthérapie.
La radiumthérapie de la tuberculose pulmonaire. — Les injections de sulfate insoluble de radium.

La crénothérapie.
Valeur générale de la crénothérapie.

Les eaux nuisibles aux tuberculeux pulmonaires. — Les eaux favorables, sulfureuses et arsenicales.

Les eaux sulfurées calciques. — Allevard, Enghien, Pierrefonds.

Les eaux sulfurées sodiques. — Eaux-Bonnes, Cauterets, Ax-les-Thermes, Luchon, Challes, Amélie-les-Bains.

Les eaux arsenicales. — La Bourboule et le Mont-Dore.

La cure sulfureuse et arsenicale de Saint-Honoré-les-Bains.

Les eaux minérales de l'Algérie ne conviennent pas aux tuberculeux pulmonaire.

MESSIEURS,

Je vais terminer aujourd'hui la physiothérapie de la

tuberculose pulmonaire, en vous parlant de l'électrothé-
rapie, de la radiothérapie, de la radiumthérapie et de la
crénothérapie.

Au début de cette étude physiothérapique, vous avez vu
que l'*électricité* fait partie des ondes de l'éther en mouvement. Ces ondes ont-elles une action sur la tuberculose
pulmonaire? On a surtout utilisé jusqu'ici les *courants de
haute fréquence*, constitués, comme vous le savez, par des
oscillations alternatives qui changent perpétuellement de
sens avec une rapidité considérable de plusieurs centaines
de mille et de millions de fois par seconde. Les résultats
obtenus paraissent favorables à l'application de ces courants en phtisiothérapie. D'après MM. Doumer (de Lille)
et Oudin, les résultats sont très constants : l'état général
s'améliore, la quantité de bacilles diminue, l'anorexie et la
fièvre s'atténuent et les lésions se cicatrisent progressivement. M. Gandil (de Nice) signale, avec radiographies à
l'appui, des lésions de tuberculose pulmonaire guéries par
la haute fréquence. MM. Lagriffoul et Denoyés ont vu
l'effluve de haute fréquence exercer une heureuse influence
sur la tuberculose expérimentale du cobaye. M. Thiellé, dans
une très-importante monographie, signale aussi de bons
résultats ; il en est de même de MM. Imbert et Denoyés.
Comme me le disait, le Dr Lesage, le distingué radiologiste
médical de l'hôpital Necker, d'après les travaux publiés,
l'effluve de haute fréquence aurait une action sur la

tuberculose pulmonaire, mais à condition de l'appliquer à dose modérée.

** **

Il n'en est pas de même des *rayons X,* qui résultent aussi de la dématérialisation de la matière. Les tentatives de thérapeutique de la tuberculose pulmonaire, faites au début de leur découverte et de leur application médico-chirurgicale, paraissent abandonnées aujourd'hui. La radiothérapie est seulement utilisée avec profit dans les tuberculoses cutanés, dans les lupus.

** **

La *radiumthérapie* est plus intéressante à discuter, en raison des différences d'action des radiations du radium. Ce dernier produit trois ordres de rayons, rayons, α β γ. Les rayons α chargés d'électricité positive ont une faible vitesse (le dixième de la lumière) et un faible pouvoir de pénétration; arrêtés par une simple feuille de papier, ils n'impressionnent pas les plaques photographiques. Les rayons β chargés d'électricité négative sont pénétrants et impressionnent énergiquement les plaques photographiques. Les rayons γ comparables aux rayons X ont une vitesse considérable et un très grand pouvoir de pénétration. Il se dégage encore du radium une émanation comparable à une sorte de gaz que l'on pourrait isoler et capter, et conférant aux corps exposés à leur contact une radio-activité induite.

D'après ce rapide exposé, on conçoit que les forces mises en liberté par la dématérialisation du radium soient considérables. Vous connaissez les résultats extraordinaires enregistrés dans la radiumthérapie des néoplasies. Il ne paraît pas en être de même dans les infections. Des expériences récentes faites par M. et Mme Fabre et M. Ostrowsky, il semble résulter que l'irradiation des cultures de streptocoques, de staphylocoques, de charbon et de gonocoques diminue le nombre des colonies des cultures ; mais les colonies irradiées, réensemencées, donnent naissance à de nouvelles colonies pour le streptocoque, le staphylocoque et le charbon ; le réensemencement des colonies irradiées de gonocoques demeure stérile. Dans de nombreuses expériences faites avec M. Marre sur l'addition de sulfate de radium à des colonies microbiennes, nous n'avons jamais pu empêcher les colonies de se développer. M. Hüss n'a pas pu influencer le développement et la virulence des bacilles tuberculeux humains par l'émanation très active de radium. Pour obtenir une action sur la germination et sur le développement des organismes végétaux, il faut utiliser des doses importantes de radium (1).

(1) G. Fabre. Altérations organiques et fonctionnelles des organismes végétaux sous l'influence du radium, *Soc. de Biologie*, 10 décembre 1910.

Depuis plus d'un an, grâce à la générosité d'une de mes malades de ville et de son fils, j'ai pu essayer, chez de nombreux tuberculeux pulmonaires, l'emploi d'un sel insoluble de radium le *sulfate de radium,* maintenu en suspension dans une solution saline isotonique. M. H. Dominici et ses collaborateurs ont montré, dans une série de publications, que le sulfate de radium pouvait rester plus d'un an dans l'organisme, que ses grains étaient englobés en partie dans les macrophages, en partie dans les éléments fixes du tissu conjonctif, qu'ils séjournaient en des points de l'organisme différents, suivant le lieu et le mode d'injection (1). Ils estiment que « ces injections suractivent l'hématopoïèse sans occasionner de pléthore, excitent les fonctions digestives sans produire d'hypersécrétion morbide, stimulent le système nerveux sans provoquer de phénomènes spasmodiques » (2). Comme les grains de sulfate de radium, après injection dans les veines se fixent d'après MM. H. Dominici et Faure-Beaulieu, pendant plus de deux mois dans le tissu pulmonaire, j'ai utilisé le plus souvent la voie veineuse chez mes malades. J'injectais dans les veines tous les deux ou trois jours une quantité de 5 à 15

---

(1) Dominici et Faure-Beaulieu. De l'arrêt et du séjour prolongé du sulfate de radium dans les tissus vivants, *Acad. des Sciences,* 18 mai 1908 et *C. R. de la Société de Biologie,* 15 janvier 1910. — Dominici, Petit et Jaboin, Radio-activité permanente de l'organisme consécutive à l'injection de sulfate de radium, *Acad. des Sciences,* 7 mars 1910.

(2) H. Dominici. Des sels de radium insolubles en thérapeutiques, *Presse médicale,* 16 mars 1910.

microgrammes de sulfate de radium, pendant plusieurs mois. Si j'ai constaté parfois un relèvement assez net de l'état général des malades, je n'ai pas pu déterminer une action quelconque sur l'évolution locale de la tuberculose. Il en a été de même dans des cas de méningite tuberculeuse avec présence de lymphocytes et de bacilles de Koch dans le liquide céphalo-rachidien, dont nous avons rapporté l'histoire avec M. Marre au dernier Congrès de physiothérapie ; l'action n'a pas été efficace. Comme nous le disions, les injections de sulfate de radium sont inoffensives, mais « leur action thérapeutique reste très discutable » (1), aussi bien dans la tuberculose que dans les autres infections, à l'exception toutefois de la gonococcie, où un déterminisme assez régulier et assez constant semble exister entre la radiumthérapie et l'amélioration des malades (2).

(1) Louis RÉNON et MARRE. Essai critique sur le traitement de quelques infections aiguës par les injections de sulfate de radium, *IIIᵉ Congrès international de physiothérapie*, Paris, mars-avril 1910.

(2) Il est impossible de faire entrer en ligne de compte de vraie guérison par le sulfate de radium les cas de méningite de nature indéterminée, avec lymphocytose sans bacilles de Koch, et les cas de méningisme chez les tuberculeux, bien que j'aie vu plusieurs fois les symptômes céder à la suite de ponctions lombaires suivies d'injections intra-rachidiennes de sulfate de radium. Encore que le 2 décembre 1910, mon collègue, M. L. Bernard, ait établi, à la Société médicale des hôpitaux, des relations entre ces méningites curables et la tuberculose, la guérison de ces méningites aurait peut-être pu être assurée par la simple ponction lombaire. Ces essais thérapeutiques prouvent seulement que le sulfate de radium est très bien supporté par le liquide céphalo-rachidien.

Dans un cas récent de méningite tuberculeuse de l'adulte traité dans mon service par le sulfate de radium, l'injection intrarachidienne de ce sel de radium à doses élevées, 200 microgrammes en 10 injections de 20 microgrammes

*
* *

Je vais poursuivre l'étude de la physiothérapie en vous parlant de l'emploi des cures hydrominérales, de la *crénothérapie*, contre la tuberculose pulmonaire.

Utilisées jadis par les anciens médecins, ces cures furent délaissées lors de l'apparition de la cure d'air dans le traitement de la phtisie, et au moment du développement des sanatoria. On pensa même que le séjour dans un air non contaminé, au repos, loin des fatigues et des préoccupations des villes, avait été la seule raison de la vogue des stations d'eaux dans la bacillose, et un scepticisme dédaigneux régna et règne encore sur leur action. C'est là une *erreur* qu'il importe de relever. Les eaux minérales ont sur la tuberculose, comme sur toutes les affections, une action indiscutable, qui s'exerce autant en bien qu'en mal, selon le respect ou le mépris d'indications thérapeutiques qui demandent à n'être pas violées. L'effet thermal ne résulte pas seulement de la composition chimique de l'eau, mais encore de son action physique, bien mise en lumière

---

chaque, n'a pas empêché le malade de succomber. A l'autopsie, il existait des tubercules sur les méninges et sur le péritoine ; d'ailleurs l'injection du liquide céphalo-rachidien au cobaye a tuberculisé l'animal. J'ai eu cependant l'impression que l'évolution de la maladie avait subi un certain retard, le malade n'ayant succombé que 23 jours après le début des injections, alors que la mort paraissait imminente au moment où le traitement a été commencé.

par les récents progrès de la chimie physique, par les
études sur la radio-activité de la matière et par la théorie
géniale du Pr Armand Gautier qui montre les eaux minérales formées par *synthèse* dans les profondeurs de la terre
sous l'action du feu central. « Une eau minérale apportant
jusque dans les tissus de nos malades les énergies en dé-
composition du feu central, renferme des éléments multiples, à liaisons instables, à mutations incessantes; elle
apporte une énergie qui se dégrade et finit par s'exhaler en
émanations radio-actives... C'est une lymphe minérale
presque vivante(1). »

La radio-activité, dit M. Moureu, « apporte une explication rationnelle à quelques énigmes de thérapeutique
thermale »(2); mais toutes les eaux thermales sont radio-
actives, et toutes contiennent une quantité variable d'hélium, dernier terme de la désagrégation du radium. C'est
peut-être dans ces *énergies* encore inconnues que réside
leur action. Il faut tenir encore compte dans leur effet de
l'ionisation qui influence plus ou moins les propriétés
physiques des eaux « dont le point d'ébullition ou de
congélation se trouvent modifiées aussi bien que sa tension
superficielle et sa tension osmotique » (3).

(1) L. Landouzy et P. Carnot. *Crénothérapie*, Paris 1910, p. 646.
(2) P. Moureu. La radio-activité et les « gaz rares » des sources thermales,
Gazette des eaux, 17 octobre 1907, p. 332, 22 mars 1909, p. 88, et Chimie et
physique des eaux minérales, *La crénothérapie*, Paris 1910, p. 17.
(3) G. Bardet, *Notions d'hydrologie moderne*, Paris 1909, p. 158.

Excusez, Messieurs, ce préambule. Il était indispensable pour vous montrer que l'étude théorique des eaux minérales ne fait que commencer, et que l'emploi des cures thermales dans la tuberculose ne saurait en aucune façon être comparé à une simple cure d'air. Nous retrouvons encore ici l'action de la radio-activité, c'est-à-dire des énergies de la dissociation de la matière et l'effet des ondes de l'éther. La thérapeutique thermale de demain confirmera probablement ce que la clinique nous faisait connaître depuis longtemps, et augmentera de beaucoup les applications et les indications des eaux, puisqu'on a pu très justement comparer l'action hydrominérale à l'effet des rayons X et du radium, les mêmes éléments intervenant dans ces diverses médications.

Dans la tuberculose pulmonaire, l'action des eaux, comme le dit le Pr Albert Robin, est limitée, sinon nulle, sur le bacille et sur le tubercule lui-même ; mais elles peuvent « modifier le terrain morbide et le rendre plus résistant, atténuer les actes d'intoxication, modérer les congestions péri-tuberculeuses, combattre le catarrhe broncho-pulmonaire, diminuer l'irritabilité bronchique et aider à la résorption des exsudats pérituberculeux (1) ».

---

(1) Albert Robin. Traitement hydrominéral de la tuberculose, *Soc. d'études scientifiques sur la tuberculose*, février 1910, p. 18.

La *clinique* nous apprend qu'il existe des eaux favorables à la tuberculose et qu'il en est de nocives.

Disons d'abord un mot de ces dernières. Parmi les eaux *nuisibles* pour les tuberculeux pulmonaires, je citerai la cure chlorurée sodique, faible ou forte. Si elle est utile dans la tuberculose locale, elle est absolument contre-indiquée dans la bacillose du poumon. N'envoyez pas vos tuberculeux à Bourbonne-les-Bains, à Salies-de-Béarn, à Salins-Moutiers, à Salins du Jura, à la Mouillière-Besançon et à Biarritz-Briscous. Les eaux sulfatées calciques ne sauraient convenir, non plus, dans le traitement régulier de la tuberculose, car on les a accusées de provoquer parfois des hémoptysies. Telles sont les eaux de Contrexéville, de Martigny et de Vittel. Les eaux bicarbonatées sodiques, dont le type est Vichy, ne sauraient sans danger être données systématiquement aux tuberculeux pulmonaires. Ces derniers ne devront être envoyés dans ces diverses stations qu'après mûre réflexion. Si une indication capitale, dominant toutes les autres, s'imposait, on pourrait conseiller Vichy au cas de lithiase biliaire, Contrexéville, Martigny ou Vittel au cas de lithiase rénale, les cures salines au cas d'association de tuberculoses locales, mais il faudrait prescrire de petites doses et surveiller le traitement avec la plus grande attention.

Les cures *favorables* à la tuberculose comprennent les eaux sulfureuses et les eaux arsenicales.

*
* *

Examinons d'abord, Messieurs, les *eaux sulfureuses*. Comment agit le soufre dans la tuberculose ? Est-ce par une action parasiticide ? La chose est peu vraisemblab'ﮦ. Est-ce par une action sur la nutrition générale ? Le fait est plus probable. Le soufre fait partie des substances protéiques. Si l'on admet les idées de M. de Rey-Pailhade sur le philothion ou hydrure de sérum-albumine, le soufre naissant, arrivant au contact des tissus, agit sur le philothion qui hydrogène le soufre, impressionne les cellules, augmente leur mouvement vital et leur nutrition ; le philothion aurait un rôle actif dans les hydratations intracellulaires (1). Quoi qu'il en soit, le rôle du soufre est indéniable dans la tuberculose pulmonaire. « Le soufre produit, avant tout, un effet général de stimulation et de relèvement de la nutrition, auquel vient s'ajouter une action locale, substitutive et cicatrisante. Il amende les phlegmasies, si fréquentes autour des foyers tuberculeux, et rend les tissus plus rebelles à l'envahissement bacillaire (2). » La médication sulfureuse est *indiquée* dans les formes torpides

---

(1) De Rey-Pailhade. Les eaux sulfureuses et le philothion, *Soc. de Biologie*, 3o novembre 1907, et *Gazette des eaux*, 8 octobre 1908.

(2) H. Lamarque. *Du choix d'une station sulfureuse dans les Pyrénées françaises*, 1903, p. 97.

avec peu de réaction, avec une toux facile, une expectoration abondante et une fièvre rare. Au contraire, elle est contre-indiquée dans les formes éréthiques avec irritabilité du sujet, fréquence et sécheresse de la toux, poussées congestives et hémoptoïques, fièvre et excitabilité cardio-vasculaire. Il faut l'employer avec un extrême ménagement dans la tuberculose à la troisième période.

Quelles stations sulfureuses peut-on *conseiller* aux tuberculeux pulmonaires?

Le choix de la station dépend de l'action un peu différente des deux sortes d'eaux que nous possédons en France, eaux sulfurées sodiques et eaux sulfurées calciques, car je ne parle ici que des eaux minérales françaises. Les eaux sulfurées sodiques, qui sont des eaux thermales ou hyperthermales, prennent naissance dans les profondeurs de la terre, et c'est à elles qu'appartiennent les eaux de la région pyrénéenne ; ce sont des eaux « vierges » (1). Les eaux sulfurées calciques sont des eaux froides, qui se forment à peu de distance du sol, et sont plus minéralisées que les précédentes ; ce sont des eaux « d'infiltration » d'origine superficielle (Armand Gautier). A ce type d'eaux minérales appartiennent Enghien, Allevard et Pierrefonds.

Quelles sont les eaux sulfuriques préférables, les sulfurées calciques ou les sulfurées sodiques?

(1) Armand Gautier. Origine, synthèse et diagnose des eaux minérales, *Crénothérapie*, Paris, 1910, p. 3.

Elles peuvent être utilisées selon leurs indications et leurs ressources que nous allons examiner.

Voyons d'abord les eaux *sulfurées calciques*.

Parmi ces stations, *Allevard* ($\Delta = - 0,095$, d'après M. Lucien Graux) (1), dans l'Isère, à une altitude de 465 mètres, est indiquée dans la tuberculose confirmée, fermée ou ouverte, à la condition d'être apyrétique ou presque apyrétique, même s'il existe des crachats hémoptoïques et de petites excavations, pourvu que l'état général soit resté satisfaisant.

Enghien ($\Delta = - 0,058$, d'après M. Lucien Graux), en Seine-et-Oise, et *Pierrefonds,* dans l'Oise, conviennent aux formes très lentes et très torpides de tuberculose.

Examinons ensuite les indications des eaux *sulfurées sodiques.*

La première station dont je dois vous parler est celle des *Eaux-Bonnes,* située dans les Basses-Pyrénées, à une altitude de 750 mètres. La source vieille a un point cryoscopique de $- 0,039$, selon M. Lucien Graux. Sa radio-activité est de 0,33 et M. Moureu y a trouvé 0,613 pour 100 d'hélium. Ces eaux sont indiquées dans les formes de tuberculose chronique commune, à peu près apyrétique, la fièvre étant la grande contre-indication de leur emploi. L'indication est nette, si le malade présente un certain

---

(1) Lucien GRAUX. *Application de la cryoscopie à l'étude des eaux minérales,* Paris, 1905.

degré d'embonpoint, l'intégrité d'un poumon, et surtout des déterminations arthritiques, telles que la gravelle, des hémorroïdes ou de l'eczéma. Il faut, dans les indications, tenir plus compte de l'état de réaction du malade que de l'étendue des lésions, et le maximum d'indication est dans le minimum de réaction.

Les autres stations sulfurées sodiques sont moins indiquées. Parmi celles-ci, je vous citerai *Cauterets*, dans les Hautes-Pyrénées, à 930 mètres d'altitude. La source de la Raillière a un point cryoscopique de — 0,025, selon M. Lucien Graux, une radioactivité de 0,33 et contient 0,108 pour 100 d'hélium, selon M. Moureu. Je vous citerai encore Ax-les-Thermes, Luchon, Challes et Amélie-les-Bains.

Ax-les-Thermes, dans l'Ariège, à 713 mètres d'altitude, possède une source, la source Vignerie, dont la radioactivité est de 1,16 et la contenance en hélium de 0,097 pour 100 d'après M. Moureu.

Luchon ($\Delta =$ — 0,070, d'après M. Lucien Graux), situé dans la Haute-Garonne, à 630 mètres d'altitude, la station la plus riche en sources sulfureuses de France, convient peu aux tuberculeux ; on peut observer des hémoptysies, à la suite du humage ou de l'ingestion d'eaux de la source du Pré.

Challes ($\Delta =$ — 0,100, d'après M. Lucien Graux), en Savoie, à l'altitude de 280 mètres, peut rendre des services dans la tuberculose pulmonaire du 1er degré, à forme scrofuleuse et torpide. Vous pouvez encore faire usage d'*Amélie-les-Bains,* dans les Pyrénées-Orientales, à 276 mètres d'altitude, où la douceur du climat permet de faire une cure sulfureuse d'hiver, ce qui est très appréciable.

La médication sulfureuse, dans la tuberculose pulmonaire, demande à être très surveillée. Il faut prescrire de très petites doses d'eau, et, s'il se présente le moindre trouble gastrique ou congestif, il faut en cesser immédiatement l'emploi.

*
* *

Les *eaux arsenicales* peuvent avoir une grande importance dans le traitement de la tuberculose pulmonaire. Nous avons déjà vu l'utilité de l'arsenic dans le traitement médical de la bacillose, et on comprend que l'on ait cherché à tirer profit de l'arsenic des eaux minérales.

Il existe deux stations arsenicales en France : la Bourboule et le Mont-Dore. *La Bourboule* est située dans le Puy-de-Dôme, à 850 mètres d'altitude. Sa source Choussy a un point cryoscopique de — 0,317, d'après M. Lucien Graux. Ses indications sont très nettes, et, d'après une note qu'a bien voulu me remettre M. Pierre Maurel, on peut dire que la Bourboule convient surtout aux malades douteux, aux suspects, aux candidats à la tuberculose plutôt qu'aux arrivés. Elle convient aux lymphatiques, aux hérédo-tuberculeux, à la tuberculose à la période de germination et à la première période, à la tuberculose à évolution lente, marchant vers la cicatrisation, en un mot aux formes torpides, sans fièvres et sans hémoptysies répétées. Elle convient également aux tuberculeux à nutrition languissante, mais dont l'estomac et l'intestin fonctionnent à peu près bien.

Par contre, la Bourboule est mauvaise pour la tuberculose confirmée, à lésions avancées, pour la tuberculose ouverte, pour la tuberculose éréthique et hémoptoïque. Comme l'a dit M. le doyen Landouzy, dans une de ses intéressantes excursions de son œuvre admirable du V. E. M. : « La Bourboule convient à ceux chez qui il faut prévenir la tuberculose ou l'arrêter dans ses tout premiers commencements, tandis que le Mont-Dore est pour ceux qu'il faut en guérir. »

Les malades déjà tuberculeux peuvent monter, en quelques minutes, à 200 mètres plus haut, au *Mont-Dore,* situé à 1 050 mètres d'altitude. Le point cryoscopique de la source Madeleine est de — 0,100, selon M. Lucien Graux, et la radioactivité est de 0,33, d'après M. Moureu. Cette station a une action sédative et décongestive évidente. Elle agit sur la tuberculose pulmonaire confirmée, à ses différentes périodes, au cas de lésions localisées ; elle convient aux tuberculeux hémoptoïques ; mais il faut en éloigner les malades avec fièvre d'infiltration et de résorption, les tuberculeux atteints de cavernes étendues avec des hémoptysies tenant aux anévrismes de Rasmussen. Il faut interdire le Mont-Dore aux tuberculeux trop avancés, en état de déchéance trop marquée, aux malades atteints de laryngite tuberculeuse très étendue et d'autres bacilloses viscérales.

A la Bourboule, comme au Mont-Dore, on peut pratiquer la cure d'air. Dans la première station, un funiculaire conduit en quelques instants sur le plateau boisé de Charlannes, situé à 1 200 mètres d'altitude. Dans la seconde station, un funiculaire parvient en quelques minutes au parc du Capucin, dont l'altitude est de 1 300 mètres.

Il existe une station hydrominérale française, à la fois *sulfureuse et arsenicale,* dont les indications procèdent de ces deux principes, c'est *Saint-Honoré-les-Bains,* situé dans la Nièvre, à 272 mètres d'altitude, station d'eaux sulfurées sodiques, arsenicales et thermales. Le point cryoscopique est de — 0,035, selon M. Lucien Graux; la radioactivité est de 0,1 et la teneur en hélium de 0,91 pour 100, d'après M. Moureu. Ces eaux agissent sur la tuberculose pulmonaire confirmée ; elles modifient la bronchite et les congestions péri-tuberculeuses ; elles ne provoquent pas de poussées congestives et d'hémoptysies. Toutefois, cette cure ne vaut rien dans les cas fébriles et dans les hémoptysies de la période des cavernes.

Les *eaux minérales de l'Algérie* ne peuvent convenir aux tuberculeux pulmonaires. Le Dr Renard estime que les pneumopathies ne doivent jamais être envoyées à Hamman-Rhira. Le Dr Piot dit que les eaux d'Hamman-Meskoutine donnent dans la tuberculose pulmonaire des résultats négatifs ou défavorables dans 88 pour 100 des cas ; aussi en contre-indique-t-il formellement l'usage. Le Dr Valby dit que l'eau d'Hamman-Melouan est funeste aux tuberculeux, surtout aux phtisiques avancés. Il y a donc unanimité, comme le dit M. Hanriot, pour juger cette question. « Il n'en serait certainement pas ainsi, dit-il, si nous avions des renseignements précis sur la cure des stations thermales sulfureuses et surtout sur des sources sulfureuses froides faiblement minéralisées (1). »

Tel est, l'exposé succinct de la médication hydrominérale dans la tuberculose pulmonaire (2). Je terminerai par un conseil important. N'envoyez vos malades aux eaux, aux

(1) M. Hanriot. *Les eaux minérales de l'Algérie,* Paris, 1911, p. 80.

(2) Au *IIIe Congrès international de physiothérapie* (Paris, mars-avril 1910), MM. Cazaux et Schlemmer ont *spécialisé* de la manière suivante les eaux minérales françaises dans le traitement de la tuberculose pulmonaire :

. 1° Pour les exposés et prédisposés : La Motte, Salins-Moutiers, Bourbonne, Balaruc, Salins-du-Jura, La Mouillère, Briscous-Biarritz, Salies-de-Béarn, la Bourboule, Royat, Challes, Eaux-Chaudes, Luchon, Ax, Cauterets, Eaux-Bonnes, Amélie, Vernet, Saint-Honoré, Enghien, Pierrefonds, Allevard, Cambo et le Mont-Dore ;

2° Pour les suspects de pneumofolliculose topiquement indéterminée : la Bourboule, Eaux-Bonnes, Ax, Allevard, Cambo et le Mont-Dore :

3° Pour les malades atteints de tuberculose pulmonaire confirmée : la

eaux sulfureuses comme aux eaux arsenicales, que dans les périodes d'accalmie, et jamais dans les périodes de poussées ou d'aggravation.

Vous excuserez, Messieurs, toutes les longueurs de ces conférences sur la physiothérapie de la tuberculose pulmonaire ; mais je tenais à vous faire connaître les anneaux de la chaîne qui relient les uns aux autres tous ces agents physiques, et à vous faire comprendre la grande valeur thérapeutique de leur action, dont l'avenir scientifique me paraît des plus grands et des plus beaux.

Mouillère, Salies, la Bourboule, Eaux-Bonnes, Cauterets, Ax, Vernet, Amélie, Saint-Honoré, Mont-Dore.

En cas de diabète ou de paludisme chez un tuberculeux : la Bourboule et le Mont-Dore.

En cas de syphilis associée : Luchon.

Pour les tuberculeux hyperchlorhydriques : Royat et Cauterets ; pour les hypochlorhydriques : la Bourboule et le Mont-Dore.

XIII

L'OPOTHÉRAPIE

L'opothérapie et son mécanisme intime.
Les lésions des glandes à sécrétion interne dans la tuberculose pulmonaire. — Les syndromes glandulaires de la maladie.
Les diverses opothérapies. — Opothérapies pulmonaire, thyroïdienne,
hypophysaire, surrénale, testiculaire, ovarienne, musculaire,
médullaire osseuse, sanguine, pancréatique.
L'opothérapie associée et l'opothérapie indirecte.

MESSIEURS,

Je vais vous parler aujourd'hui du traitement opothérapique glandulaire de la tuberculose pulmonaire.

Vous savez, Messieurs, ce qu'est l'*opothérapie*? Ce terme
créé par M. le doyen Landouzy, veut dire la thérapeutique
par les sucs d'organes (οπος, suc, jus, sève).

Nous n'avons rien inventé dans cette thérapeutique.
Nous *ressuscitons* l'antiquité, qui considérait le poumon de
renard comme un puissant remède contre l'asthme, l'emphysème et la phtisie. Utilisée au xviᵉ et au xviiᵉ siècle,
l'opothérapie entre en décadence au xviiiᵉ siècle pour

disparaître complètement dans les trois premiers quarts du XIXe siècle. Elle va sortir de son oubli et prendre une revanche éclatante avec les travaux de Claude Bernard, de Schiff, de Brown-Séquard, de nombre de médecins parmi lesquels je dois citer en France le Pr Gilbert et ses élèves. En 1885, Claude Bernard introduit en médecine la notion des sécrétions internes, « ces sécrétions dont le produit, au lieu d'être déversé à l'extérieur, est transmis directement dans le sang ». Ces sécrétions sont utilisées en thérapeutique par Brown-Séquard en 1889. « Un champ immense, proclame-t-il, s'ouvre aux praticiens qui voudront employer les liquides extraits des divers tissus. »

Le *mécanisme* de l'action des sécrétions internes est encore bien mal connu. MM. Bayliss et Starling admettent que les glandes de l'organisme sécrètent un produit spécial, une sorte d'envoyé, d'ambassadeur adressé à tel ou tel organe pour stimuler sa fonction. Starling a donné le nom de « hormone » (de οϕμαω, j'excite) à des agents chimiques élaborés par la sécrétion glandulaire, transportés par le sang et assurant la coordination de l'activité des organes éloignés. Les glandes à sécrétion interne agiraient par leurs hormones, et l'opothérapie rendrait à l'organisme les hormones dont il est privé. Cette hypothèse est plausible. « On peut aussi se demander si les glandes à sécrétion interne ne produiraient pas les anticorps naturels, les anticorps normaux servant à la défense de l'organisme dans l'immunité naturelle. L'opothérapie, en faisant pénétrer des antigènes, amènerait la réapparition des anticorps normaux dont l'insuffisance glandulaire a privé l'organisme. La chose est possible. L'opothérapie rétablirait-elle enfin la dépendance des phénomènes, comme le discute M. Fiessinger, en montrant notre retour actuel aux théories hippocratiques ? C'est encore possible (1). »

Messieurs, dans l'action de l'opothérapie, il existe encore bien des inconnues, bien des incertitudes, bien des contradictions, encore qu'il s'agisse d'une thérapeutique physiologique. Nous voyons tel organe considéré par les uns comme hypertenseur, tandis que les autres lui attribuent des propriétés hypotensives. Nous voyons encore telle action discutée. Il faut donc aller avec une très grande prudence et considérer seulement les faits acquis, confirmés par la généralité des auteurs et rigoureusement conformes à la physiologie.

*
* *

Ces remarques préliminaires étant faites, il m'est possible d'envisager l'opothérapie dans le traitement de la tuberculose pulmonaire. Dans cette maladie, il y a un *déficit biologique,* comme il y a un déficit chimique. Ce déficit

(1) Louis Rénon, Les principes généraux de l'opothérapie, *Journal des Praiciens,* 30 mai 1908, p. 340.

biologique porte sur toutes les glandes, glandes à sécrétion externe, exocrines, glandes à sécrétion interne, endocrines, et glandes à sécrétion à la fois externe et interne, endo-exocrines. Ces glandes lésées par les poisons tuberculeux ne remplissent plus leur rôle physiologique, elles deviennent insuffisantes ; d'autres, lésées antérieurement par un autre processus, préparent la tuberculose en lui donnant la possibilité de se développer ; d'autres enfin, rendues insuffisantes par leurs lésions, exercent une action à distance sur d'autres glandes, privées de leurs hormones excitateurs naturels.

Cette étude est bien difficile et bien complexe. Pour essayer d'y jeter quelques *clartés*, je vais d'abord vous exposer rapidement les lésions produites par la tuberculose sur les glandes, puis vous esquisser les syndromes glandulaires et polyglandulaires tuberculeux, pour vous indiquer enfin les diverses opothérapies simples, directes, indirectes et associées capables d'y remédier.

Messieurs, toutes les glandes sont lésées dans la tuberculose pulmonaire.

C'est d'abord le *poumon* qui est atteint, lui qui joue un certain rôle d'oxydase dans les échanges gazeux normaux ; ses lésions sont considérables, puisque la tuberculose se développe à ses dépens.

C'est ensuite la *thyroïde,* qui augmente de volume et

présente les caractères histologiques d'un hyperfonctionnement dans les formes aiguës et au début des formes chroniques ; elle est au contraire atrophiée et sclérosée sur une étendue variable dans la tuberculose à évolution lente. Comme le dit M. Giraud, la sclérose est d'autant plus intense que la marche de la maladie a été plus longue. La quantité d'iode renfermée dans la thyroïde est variable dans la thyroïde des tuberculeux ; elle augmente dans les formes rapides et baisse dans les formes chroniques (1).

Les *surrénales* sont lésées par la bacillose et leurs lésions sont trop classiques pour que j'y insiste ici.

Les lésions de l'*hypophyse* sont moins bien connues. MM. Caselli, Launois, dans leurs recherches statistiques, ont trouvé que l'hypophyse des tuberculeux présentait souvent un poids supérieur à la normale. M. Torri, dans 7 cas de tuberculose, a constaté très souvent l'hyperplasie des cellules chromophiles de l'hypophyse avec colloïde peu abondante. MM. Garnier et P. Thaon, après avoir examiné l'hypophyse dans 23 cas de tuberculose pulmonaire, ont pu voir l'activité glandulaire légèrement augmenter dans les cas à évolution rapide et, le plus souvent, dans la tuberculose lente, le fonctionnement glandulaire se dévier de son mode habituel et même diminuer. L'absence de produits de sécrétion entre les travées cellulaires et dans les vaisseaux atteste

______

(1) GIRAUD. Le corps thyroïde des tuberculeux, *Thèse de Paris*, 1909.

RÉNON. 18

cet hypofonctionnement. M. Arthur Delille a pu recueillir un grand nombre d'hypophyses de tuberculeux ; l'examen de ces glandes lui a fourni des résultats très variables. « Les cellules cyanophiles et la colloïde basophile prédominent lorsque la durée de la maladie est longue ; la prédominance des cyanophiles semble s'établir en premier lieu à la périphérie de la glande, puis gagne peu à peu le centre et la région du hile ; enfin, les hypophyses des tuberculeux chroniques traités à la période ultime par l'opothérapie surrénale et hypophysaire ne contiennent que de rares cellules cyanophiles, la prédominance des éosinophiles étant très accentuée et la colloïde présentant une teinte éosinophile (1). »

L'*ovaire* est peu lésé par la tuberculose. Il n'en est pas de même du *testicule* dont les lésions bacillaires sont bien connues.

L'*estomac* est très rarement atteint directement ; mais il est lésé d'une façon secondaire. Il en est de même du *pancréas* qui, d'après M. Arnozan, M. Carnot, M. Lefas, M. Lœper est sclérosé et en état de dégénérescence graisseuse.

Telles sont, Messieurs, les lésions glandulaires constatées dans la tuberculose pulmonaire.

Les *symptômes glandulaires* sont très variables dans le cours de cette affection.

(1) Arthur Delille, *L'hypophyse et la médication hypophysaire*, Paris, 1909, p. 216.

Du côté de la *thyroïde,* on constate au début un peu d'hyperthyroïdisme caractérisé par des palpitations, de la nervosité, de la tachycardie, puis, au contraire, quelques signes d'hypothyroïdie quand la maladie est parvenue à un stade plus avancé.

Du côté de la *surrénale,* il peut exister un syndrome caractérisé par de la fatigue, de l'asthénie et l'abaissement de la tension artérielle. L'hypotension, signalée la première fois par le Pr Marfan dès 1891 (1), et sur laquelle ont insisté à juste titre le Pr Potain et M. Pierre Teissier, est de règle dans la tuberculose. Elle peut dépendre aussi bien de l'insuffisance surrénale que de l'insuffisance hypophysaire. En réalité, il existe fréquemment dans la tuberculose un syndrome polyglandulaire constant, hypophyso-surrénal, caractérisé par un abaissement notable de la tension artérielle, de la rapidité du pouls, de l'asthénie, des sudations, de l'insomnie, de la perte de poids et de l'oligurie. Ceci serait conforme aux idées du Pr de Sajous qui a bien montré les liens unissant la surrénale et l'hypophyse, ces deux glandes de fonctions un peu analogues.

Du côté des *glandes digestives,* on peut noter un peu d'insuffisance gastrique caractérisée par un syndrome dyspeptique avec pesanteurs gastriques, abondance de gaz, ballonnement du ventre. Il existe aussi un peu d'insuffiance

---

(1) A.-B. Marfan, De l'abaissement de la tension artérielle dans la phtisie pulmonaire, *Soc, de Biologie,* 1891, t. XLIII, p. 346.

hépatique, mais surtout un syndrome pancréatique marqué, sur lequel il convient d'insister un peu. Le tuberculeux a un déficit pancréatique manifeste. Il présente souvent dans les garde-robes un excès de graisses, d'hydrocarbones et de substances albumineuses. Des recherches de M. René Gaultier et de celles de MM. Loeper et Esmonet, il résulte que l'examen microscopique décèle souvent, chez le tuberculeux, des fibres musculaires indigérés, des granulations graisseuses et des grains d'amidon. Bien plus, l'amylase sanguine, qui, d'après MM. Loeper et Esmonet, tire en partie son origine de la résorption du suc pancréatique dans l'intestin et dans le parenchyme glandulaire lui-même, subit des variations très accentuées : exagérée dans certaines phases de la maladie, elle diminue notablement dans les périodes avancées de l'affection. Il en est de même pour l'amylase urinaire.

*
* *

L'*opothérapie* peut remédier à tous ces troubles glandu laires.

On a utilisé diverses opothérapies dans le traitement de la tuberculose pulmonaire. Je vous signalerai les opothérapies pulmonaire, thyroïdienne, hypophysaire, surrénale, ovarienne, musculaire, médullaire, sanguine, pancréatique.

L'emploi du *poumon* paraissait logique dans la bacillose pour remédier, par l'apport de nouvelles quantités d'oxydase, au déficit du ferment favorisant les échanges gazeux. L'opothérapie pulmonaire a été utilisée par beaucoup d'auteurs, surtout par M. Brunet et le Pr Arnozan. Alors que l'accueil paraît unanime sur les bons effets du suc pulmonaire dans les suppurations pulmonaires et pleurales, l'action sur la tuberculose semble beaucoup plus discutable. M. Arnozan n'a pas noté de résultats favorables. Je n'en ai pas observé non plus sur quelques malades. Par contre, M. Leriche, l'ancien directeur du sanatorium de Meung-sur-Loire, aurait obtenu des effets intéressants de l'opothérapie pulmonaire chez les tuberculeux. M. Brunet emploie le suc pulmonaire préparé avec le poumon du mouton (1). Il en fait prendre 10 centimètres cubes dans un demi-verre d'eau le matin à jeun, pendant vingt jours par mois et pendant deux à trois mois.

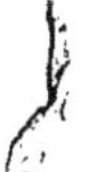

L'opothérapie *thyroïdienne* tire d'abord son origine de

______

(1) Le suc pulmonaire se prépare selon la formule suivante de M. Brunet : Prendre un poumon de mouton, aussitôt que l'animal est abattu, et alors qu'il renferme encore tout son sang ; le couper rapidement en minces lamelles avec des ciseaux stérilisés ; prendre 20 grammes de ce tissu pulmonaire ainsi divisé ; y ajouter, si possible, le sang du poumon même, faire macérer une demi-heure dans 60 grammes de glycérine neutre à 30 degrés, puis, une seconde demi-heure après addition de 120 grammes d'eau stérilisée, en remuant de temps en temps. Après cette macération, on exprime à travers un linge stérilisé ; puis on filtre sur bougie Chamberland par pression de six atmosphères d'air comprimé dans l'autoclave de d'Arsonval. Le liquide ainsi obtenu est mis ensuite à l'étuve à 35 degrés pendant quarante-huit heures. S'il ne se trouble pas, si aucun début de culture ne vient altérer sa limpidité, il est prêt pour l'usage thérapeutique.

toutes les considérations exposées plus haut concernant les lésions et les symptômes thyroïdiens dans la tuberculose. Elle est encore basée sur d'autres considérations biologiques et expérimentales.

La thyroïde, donnée par la bouche ou sous la peau, détermine d'après les travaux de Mlle Fassin une augmentation rapide des alexines du sérum, preuve de l'importance de la thyroïde dans la défense de l'organisme. Les recherches de M. Marbé, confirmées par M. Stepanoff, ont montré que le sérum sanguin des animaux auxquels on a fait prendre de la substance thyroïdienne, présente une augmentation des opsonines contre les différents germes pathogènes, même contre le bacille de Koch ; la thyroïdectomie détermine au contraire une diminution dans la production des opsonines, nouvelle preuve de l'utilité de la sécrétion thyroïdienne dans la défense contre les infections. MM. Frugoni et Grixoni confirment ces données par des expériences précises, en infectant des lapins traités par la thyroïde et en comparant l'état de ces lapins à celui de lapins témoins non soumis à l'extrait thyroïdien. Quand la dose de bacilles était assez forte pour tuer les animaux témoins avant détermination de lésions visibles, les lapins soumis au traitement thyroïdien restaient plus longtemps vivants ; ils duraient même assez longtemps pour qu'on trouvât à l'autopsie des lésions qui n'avaient pas eu le temps de se développer chez les animaux témoins.

Dans la pratique de l'opothérapie thyroïdienne chez les tuberculeux pulmonaires, je vous engage, Messieurs, à utiliser de *très petites* doses de thyroïde, pour adapter le malade à la médication (1). Ne dépassez pas la dose quotidienne de 25 milligrammes de poudre totale de thyroïde et surveillez bien le nombre des pulsations. Si celui-ci dépasse 100 chez les tuberculeux apyrétiques et 115 chez les tuberculeux fébriles, il ne faudrait donner les 25 milligrammes de corps thyroïde que tous les deux ou trois jours. Personnellement, je ne suis pas très partisan de la médication thyroïdienne chez les tuberculeux; je vous demande donc de ne la prescrire qu'à bon escient et d'exercer sur elle une surveillance de tous les instants.

Je n'en dirai pas autant de la médication hypophysaire et de la médication surrénale dont l'emploi paraît beaucoup plus logique.

Avec M. Arthur Delille, nous avons pu esquisser nettement un syndrome *d'insuffisance hypophysaire,* au cours et à la suite des intoxications et des infections. Au nombre des signes de cette insuffisance, « il serait plausible, disions-nous, de compter l'abaissement de la tension artérielle, l'accélération du pouls, l'insomnie, le manque d'appétit, la fréquence des sudations, les sensations pénibles de chaleur,

(1) Léopold LEVI et Henri de ROTHSCHILD. *Nouvelles études sur la physio-pathologie du corps thyroïde,* Paris, 1911, p. 529.

puisque l'opothérapie fait disparaître ces symptômes » (1). L'insuffisance hypophysaire trouvait son explication naturelle dans les lésions constatées par MM. Garnier et Thaon sur l'hypophyse des tuberculeux et des phtisiques. D'où notre idée de remédier à ces symptômes et à ces lésions par l'emploi thérapeutique de l'hypophyse.

L'effet net de l'opothérapie *hypophysaire* porte sur l'élévation de la tension artérielle, sur la diminution du nombre des pulsations, sur leur force et sur leur amplitude. Il s'exerce encore sur la diurèse, la quantité d'urines montant facilement à 2, 3 et 4 litres dans les 24 heures. Cette acte diurétique est conforme aux résultats expérimentaux de MM. Magnus et Schæfer, confirmés par MM. Schæfer et Herring, qui ont vu le suc hypophysaire manifester des propriétés diurétiques. D'ailleurs, M. Hallion a montré, sur des courbes de pléthysmographie rénale, une vasodilatation rénale de très longue durée, sous l'influence de l'expérimentation hypophysaire. Nous avons noté aussi l'action favorable exercée sur la convalescence des toxi-infections qui nous a semblé de moindre durée, plus franche et plus nette, s'accompagnant d'une élévation persistante de la tension artérielle. L'opothérapie hypophysaire n'est nullement spécifique des maladies toxi-infectieuses.

---

(1) Louis Rénon et Arthur Delille. Sur quelques effets opothérapiques de l'hypophyse, *Société de thérapeutique*, 22 janvier 1907.

Aussi, ne doit-elle être utilisée qu'associée aux autres modes classiques de traitement de ces affections. Nous pensons néanmoins qu'elle « doit prendre place à côté de la médication spécifique, dans le traitement des toxi-infections, quand la rapidité du pouls et l'abaissement de la tension artérielle peuvent faire soupçonner une insuffisance fonctionnelle ou une lésion de l'hypophyse » (1).

Toutes ces raisons légitimaient l'emploi de l'hypophyse dans la tuberculose pulmonaire. Dans les formes chroniques, nous avons vu, avec M. Arthur Delille, la médication hypophysaire élever la tension artérielle, diminuer le nombre des pulsations malgré la fièvre, augmenter l'appétit et calmer l'insomnie. Sauf chez les phtisiques cavitaires avancés, nous avons vu le nombre des pulsations se maintenir entre 80 et 90 et la tension conserver un chiffre normal ou supérieur à la normale, après la cessation du traitement. Depuis quatre ans, j'ai traité de cette manière un grand nombre de tuberculeux en observant les mêmes effets. Par contre, la médication hypophysaire n'a aucune action sur le bacille et sur l'évolution locale des lésions.

Dans son excellente thèse, M. Arthur Delille rapporte toute une série de nouveaux cas où l'hypophyse n'a pas procuré une amélioration notable de l'état général. Tous ses tuberculeux avaient, d'ailleurs, des lésions avancées.

(1) Louis RÉNON et Arthur DELILLE. Opothérapie hypophysaire et maladies toxi-infectieuses, *Journal des Praticiens,* 27 avril 1907, p. 207.

La pression artérielle a présenté constamment une élévation remarquable, le pouls s'est ralenti presque toujours et, sauf dans les cas très graves, cet effet cardio-vasculaire a persisté pendant plusieurs semaines après la cessation de l'opothérapie. Chez quelques malades, la pression, dans le cours de la médication, a gagné peu à peu un maximum, puis a baissé progressivement pour rester supérieure au chiffre initial. Il n'y a eu généralement qu'une faible augmentation de la diurèse ; pourtant, M. Arthur Delille a observé plusieurs crises de polyurie. L'extrait hypophysaire a, le plus souvent, amélioré l'appétit et le sommeil (1).

M. J. Parisot a obtenu des résultats identiques aux nôtres, en prescrivant des doses supérieures à celles que nous avons employées (o^{gr},40, o^{gr},50, 1 gramme). « Dans dix-huit cas de tuberculose pulmonaire chronique, j'ai presque toujours observé, dit cet auteur, un relèvement plus ou moins accentué de la pression artérielle, le ralentissement du pouls, malgré la fièvre qui pouvait exister. C'est habituellement dès le deuxième ou le troisième jour que la pression artérielle a commencé à s'élever sous l'influence de la médication hypophysaire ; cette élévation ne dépassa jamais 4 ou 5 centimètres, et à aucun moment la pression n'atteignit plus haut que 17 centimètres. Cette augmentation de pression semble se produire plus tôt à un même

<hr>

(1) Arthur DELILLE. L'hypophyse *et la médication hypophysaire*, Paris, 1909, p. 162.

degré lorsqu'on emploie une dose élevée (continuée peu de temps) que sous l'influence de quantités faibles longtemps prolongées. Le pouls, rapide, se ralentit presque toujours, quelquefois se régularise, l'amplitude des pulsations devenant égale pour chacune d'elles. Enfin, aussitôt la médication suspendue, la pression redescend au chiffre primitif, mais dans quelques cas se maintient à 1 ou 2 centimètres au-dessus de ce chiffre de départ : en même temps le pouls s'accélère à nouveau, rarement un certain degré de ralentissement persiste. Mais les faits ne se passent pas toujours aussi régulièrement : souvent, en effet, avant même la cessation de la médication, la pression artérielle retombe, sinon à son point de départ, du moins ne se maintient pas au chiffre auquel elle était parvenue (1). »

Messieurs, ma pratique de l'opothérapie hypophysaire dans la tuberculose pulmonaire est basée sur l'examen de la tension artérielle. Si celle-ci se maintient au-dessous de 10 au sphygmo-signal de M. Vaquez, au-dessous de 950 au sphygmo-métroscope de M. Amblard, au-dessous de 12 à l'oscillomètre de M. Pachon, je juge la médication hypophysaire utile. Je fais prendre au malade matin et soir un cachet de 10 centigrammes de poudre totale d'hypophyse comprenant à la fois le lobe antérieur et le lobe postérieur de la glande. Après 20 jours de ce traitement, on arrête

(1) J. Parisot. *Pression artérielle et glandes à sécrétion interne*, Paris, 1908, p. 497.

pendant 10 jours pour recommencer ensuite une nouvelle période. Ces doses d'hypophyse m'ont toujours paru suffisantes. Avec elles, on n'a pas à redouter l'action toxique sur le rein indiquée récemment par M. Thaon, action d'ailleurs bien rare, puisque je ne l'ai jamais observée, pendant quatre années de pratique de l'opothérapie hypophysaire.

L'opothérapie *surrénale* a été utilisée dans la tuberculose pulmonaire, en raison des lésions fréquentes des glandes surrénales au cours de la bacillose, comme au cours de presque toutes les toxi-infections. On rencontre souvent chez les tuberculeux de l'insuffisance surrénale plus ou moins franche sans mélanodermie. Cet état est lié surtout à la sclérose et aux altérations cellulaires des capsules qui sont fréquentes, d'après M. Babès, et s'accompagnent comme l'ont montré MM. J. Parisot et Lucien d'une diminution d'activité physiologique de ces glandes. Tout ceci explique l'effet favorable de l'extrait surrénal dans la tuberculose pulmonaire chronique. Dans d'autres infections, dans la diphtérie notamment, le Pr Hutinel, MM. Louis Martin et Darré, et d'autres auteurs ont obtenu d'excellents effets de l'opothérapie surrénale. M. Boinet a obtenu aussi de bons résultats de l'emploi de cette médication chez les tuberculeux. « Nos recherches anatomo-cliniques, dit-il, confirment les conclusions de Sézary sur les surrénalites scléreuses qui se développent ordinairement chez les tuberculeux plus ou moins avancés. La sclérose corticale est plus fréquente et plus marquée que la sclérose médullaire. C'est autour des capillaires fonctionnels de la corticale que s'édifie l'hyperplasie plastique, et les processus cellulaires sont le *primum movens* de la lésion, tandis que la sclérose n'en est que le résultat. L'hypoépinéphrie prolongée est le facteur le plus commun de la sclérose surrénale ; elle débute et elle prédomine dans le processus. Il en résulte donc une nouvelle indication de l'opothérapie surrénale dans ces cas de tuberculose pulmonaire plus ou moins avancée avec addisonisme et insuffisance capsulaire (1). »

Tout ceci vous indique, Messieurs, l'utilité de l'opothérapie surrénale dans la tuberculose pulmonaire. Mais, tandis que la médication hypophysaire est sans danger appréciable, il n'en est pas de même de la médication surrénale. Vous savez que M. Josué a déterminé la mort des animaux en expérience par œdème aigu du poumon en injectant l'adrénaline dans la trachée, et des lésions chroniques d'athérome artériel en injectant des doses relativement faibles mais répétées d'adrénaline dans les veines. Il faudra donc vous abstenir de l'injection intra-trachéale et de l'injection intra-veineuse dans l'emploi thérapeutique de l'adrénaline. Comme M. Josué n'a « jamais vu survenir de lésions artérielles à la suite d'injections d'adrénaline sous la

(1) Boinet. *Académie de médecine*, 5 octobre 1909.

peau (1) », on peut recourir à cette voie de pénétration de l'extrait surrénal ; mais la voie de choix me paraît la voie digestive, qui met complètement à l'abri de tout danger. Vous pouvez faire prendre un huitième à un quart de milligramme d'adrénaline au maximum dans les 24 heures c'est-à-dire un huitième ou un quart de centimètre cube de la solution classique au millième. Donnez pendant 8 jours, laissez reposer pendant 8 jours, et reprenez l'usage par périodes de 8 jours, séparées de 8 jours de repos. Vous pouvez utiliser la poudre totale de glande surrénale, à la dose de 10 à 20 centigrammes par jour. Vous suivrez exactement les variations de la tension artérielle, pour que celle-ci ne s'élève pas trop sous l'influence de la médication, en raison du risque d'hémoptysie, encore que parfois la médication surrénale n'élève pas la tension artérielle dans le traitement du syndrome addisonien (2).

L'opothérapie *testiculaire* a été appliquée pendant quelques années à la tuberculose pulmonaire comme à une série d'autres maladies. Elle est à peu près complètement délaissée à l'heure actuelle.

(1) O. Josué. Sur l'emploi thérapeutique de l'adrénaline, *Soc. de Biologie,* 21 juin 1909.

(2) Pierre Teissier et Schæffer. Syndrome d'Addison ; opothérapie ; pression artérielle avant et après l'opothérapie, *Soc. médicale des hôpitaux,* 19 février 1909.

Il n'en est pas de même de l'opothérapie *ovarienne*, qui semble basée sur un principe assez intéressant.

En effet, la tuberculose de l'ovaire est rare ; elle est si rare que l'on nie même son existence. D'autre part, à la suite d'injection directe de bacilles tuberculeux, la tuberculose ovarienne est difficilement réalisable. Ces faits décidèrent M. Wittgenstein (de Vienne) à entreprendre l'étude des propriétés antituberculeuses possibles de l'extrait ovarien (1). Quatre ordres d'expériences furent institués. Dans le premier, l'auteur constate que les bacilles tuberculeux vivants, après avoir séjourné pendant quinze à vingt jours dans l'extrait ovarien, à la température du sang, perdent de leur virulence au point de ne plus déterminer, chez le cobaye, qu'une forme extrêmement chronique de tuberculose. Dans une seconde série d'expériences, les animaux inoculés de tuberculose dans la cavité péritonéale et ayant ensuite reçu une injection intra-péritonéale d'extrait ovarien, survivent longtemps et présentent une forme de tuberculose plus chronique que les cobayes témoins inoculés de la même façon, mais non traités par l'extrait ovarien. En troisième lieu, l'auteur trouve que l'inoculation de bacilles tuberculeux ayant séjourné dans l'extrait ovarien à des animaux déjà infectés de tuberculose, n'amène plus la

(1) M. H. WITTGENSTEIN. Action antituberculeuse de l'extrait ovarien, *Wiener klin. Wochenschrift,* 23 décembre 1909.

mort, comme le font les bacilles tuberculeux ordinaires : tout au contraire, la survie des animaux est prolongée. Le fait est surtout net après l'injection des bacilles demeurés pendant vingt jours dans l'extrait ovarien. Enfin, dans une quatrième série de recherches, M. Wittgenstein injecta, dans la cavité péritonéale de deux cobayes, 10 centimètres cubes d'un mélange à parties égales d'extrait ovarien et d'émulsion de bacilles tuberculeux morts, mélange qui avait été tenu pendant vingt jours à l'autoclave. A deux autres animaux, il injecta une même quantité d'un mélange à parties égales d'émulsion de bacilles tuberculeux morts et de solution physiologique de chlorure de sodium. Les deux premiers cobayes restèrent indemnes. L'un des deux autres présenta des lésions tuberculeuses typiques.

De tous ces faits, l'auteur croit pouvoir conclure que l'ovaire contient des substances susceptibles d'affaiblir la virulence des bacilles tuberculeux. Des essais d'opothérapie ovarienne de la tuberculose seraient donc logiques dans toutes les tuberculoses et dans la tuberculose pulmonaire.

L'opothérapie *musculaire* a été utilisée dans la tuberculose sous forme de viande crue, de plasma musculaire et de poudre de viande. Cette zomothérapie a été la base de la suralimentation aujourd'hui condamnée par tous les phtisio-thérapeutes. Elle peut lui survivre à la condition d'être très modérée et bien supportée par les malades. Ici, comme en

toutes choses, la vérité est dans le juste milieu ; les exagéra-
tions de ceux qui ont prôné les qualités de la zomothérapie
ont été une des grandes causes de sa décadence actuelle.

L'opothérapie par la *moelle osseuse* m'a donné quelques
résultats intéressants chez les tuberculeux pulmonaires
dont la quantité d'hémoglobine tombe au-dessous de 50
pour 100 à l'examen par le colorimètre de Tallquvist. J'utilise des cachets de $0^{gr},15$ de poudre de moelle osseuse, dont
je fais prendre un matin et soir pendant 10 à 15 jours.

L'opothérapie *sanguine* paraît ressortir aux mêmes indications. Sans aller jusqu'à l'ingestion de sang frais
comme le font certains malades qui se rendent chaque matin aux abattoirs, on peut utiliser les diverses préparations d'hémoglobine. On peut aussi recourir à la plasmothérapie de MM. Lumière, faite à l'aide de l'hémoplase, extrait protoplasmique des cellules du sang de l'âne et du
mouton(1). J'ai injecté, depuis plus de quatre ans, de 5 à 10
centimètres cubes de cette préparation à de nombreux tuberculeux, et, dans certains cas, il m'a semblé que le coefficient normal d'amélioration, dont j'ai indiqué l'existence
dans toutes les médications nouvelles de la tuberculose était

(1) L. et A. Lumière. Sur la plasmothérapie, *Soc. de thérapeutique*, 13
décembre 1905.

dépassé. Mais, pour cela, il faut que l'hémoplase ne s'accompagne pas de deux inconvénients, qui doivent la faire rejeter, l'élévation de température et l'urticaire. Généralement la température s'élève de 2 à 3 degrés le soir ou le lendemain de l'injection ; si l'élévation thermique est plus marquée, la contre-indication est absolue, il ne faut pas pratiquer de nouvelle injection. Il faut agir de même si une poussée d'urticaire se manifeste dans les heures qui suivent l'injection. Il faut alors renoncer à la médication, car il s'agit de phénomènes d'anaphylaxie, identiques à ceux que je vous ai signalés à propos de la sérothérapie antituberculeuse. Si on continue les injections l'urticaire augmente à chaque nouvelle piqûre, et elle peut se généraliser à la troisième, en s'accompagnant de phénomènes généraux assez sérieux.

L'opothérapie *pancréatique* est basée sur les intéressantes expériences de MM. Loeper et Esmonet sur les rats. Ces animaux sont carnivores comme l'homme, et la tuberculose revêt chez eux une forme assez peu étendue, fréquemment localisée aux poumons. Les auteurs choisirent deux lots de rats blancs de poids sensiblement égal, dont l'un recevait 10 centigrammes de pancréatine par animal et dont le second restait comme témoin. Les animaux pancréatinisés et les témoins furent inoculés par une même quantité d'une émulsion homogène de bacilles virulents.

Les rats pancréatinisés maigrirent beaucoup moins vite que les témoins et succombèrent beaucoup moins rapidement. Les lésions des animaux témoins sont généralisées et banales ; celles des rats pancréatinisés sont plus limitées aux poumons, surtout à leur base et à leur partie moyenne ; parfois, il existe à la base pulmonaire une lésion bien localisée, « sorte d'abcès froid » renfermant un pus blanchâtre, visqueux, dans lequel la coloration de Ziehl ne décèle aucun bacille. Encouragés par ces résultats, MM. Loeper et Esmonet ont essayé chez quelques tuberculeux pulmonaires une thérapeutique par la pancréatinisation intensive. La pancréatine était administrée en capsules kératinisées ou glutinisées pour éviter son altération dans l'estomac. Elle était donnée à la dose élevée de 2, 3 et 4 grammes par jour, par prises de 25 centigrammes chacune. Les résultats furent « mauvais » chez les tuberculeux cavitaires qui, pour la plupart, maigrirent plus rapidement. « Ils furent assez bons chez les tuberculeux du deuxième et du premier degré (1). » L'amélioration se manifesta par un appétit plus grand, une augmentation notable de poids et une reprise marquée de l'état général. Cette action favorable tient à l'accroissement du coefficient nutritif et de la résistance. Le coefficient azoturique s'élève

____

(1) M. Loeper et Ch. Esmonet. La pancréatinisation intensive dans le traitement de la tuberculose, *Bulletin médical*, 3 décembre 1910, p. 1107.

de 70 ou 75 à 78 ou 80 ; l'examen des féces montre la diminution des granulations graisseuses et celle des fibres musculaires mal digérées ou transformées d'une manière insuffisante.

Telles sont, Messieurs, les diverses opothérapies que vous pouvez utiliser dans le traitement de la tuberculose pulmonaire.

Vous pouvez les associer, l'opothérapie associée permettant souvent une action multiple directe ou indirecte (1). Il y a souvent avantage à alterner ou à associer l'emploi de la surrénale et de l'hypophyse (2). On peut associer aussi l'hypophyse à l'ovaire. On peut aussi donner la

---

(1) Louis Rénon et Arthur Delille. De l'utilité d'associer les médications opothérapiques, *Soc. de thérapeutique*, 12 juin 1907) et L'opothérapie indirecte, *Soc. de Biologie*, 16 janvier 1909.

(2) Dans mes conférences sur le *Traitement pratique de la tuberculose pulmonaire* (1908), j'ai indiqué la manière d'utiliser l'opothérapie associée dans la méthode « des médications analogues successives ». Je recommandais notamment le traitement suivant :

Période de 5 jours d'opothérapie associée.

1° Prendre au déjeuner et au dîner une cuillerée à soupe de la solution suivante, soit deux cuillerées à soupe par jour :

    Solution d'adrénaline (à 1 pour 1000). .   XXX gouttes.
    Eau distillée.. . . . .   150 grammes.

Cela fait six gouttes d'adrénaline par jour.

2° Prendre au petit déjeuner et au repas du soir un des cachets suivants

    Poudre totale d'hypophyse de bœuf. . $0^{gr},10.$

                   Pour un cachet.

Surveiller, pendant cette période, l'état de la tension artérielle. Si la tension s'élève au-dessus de la normale, cesser la médication.

pancréatine en même temps que chacune des diverses opothérapies.

Voilà, Messieurs, ce que je désirais vous dire du traitement opothérapique glandulaire de la tuberculose pulmonaire. Cette médication n'a aucune action sur le bacille, mais elle en possède une sur l'organisme tuberculeux. Cette action, jointe aux autres, n'est pas négligeable, car elle permet de remédier aux conséquences fâcheuses de la bacillose sur les glandes à sécrétion interne.

XIV

LE TRAITEMENT CHIRURGICAL

Messieurs,

La dernière de ces conférences sera consacrée au traitement chirurgical de la tuberculose pulmonaire.

Ce traitement part d'idées *théoriques* diverses.

On a d'abord songé à appliquer au poumon la méthode

de Bier, qui a donné des résultats si intéressants en chirurgie, et on a préconisé à cet effet, dans la phtisiothérapie,
le masque de M. Kuhn.

On a songé ensuite à traiter la tuberculose pulmonaire
comme une tuberculose locale, et à réséquer la partie
atteinte comme on réséquait une articulation bacillaire,
d'où le principe de la pneumectomie.

Puis, l'idée est venue d'appliquer localement au poumon
la méthode sclérosante qui avait donné de si beaux résultats
au Pr Lannelongue dans les tuberculoses chirurgicales.

Il a semblé légitime aussi de traiter la plaie pulmonaire
ouverte et infectée comme une plaie infectée vulgaire, en
la drainant, d'où la pratique de la pneumotomie avec
drainage des cavernes.

En réfléchissant au pronostic favorable de certains pneumothorax, qui, loin d'aggraver la tuberculose, semblaient
au contraire l'arrêter dans son évolution, on a cherché la
raison intime de l'amélioration constatée dans l'état de
ces malades dont le pronostic paraissait désespéré. On a
pensé que l'immobilisation totale du poumon et sa compression accolaient les parois des cavernes et vidaient celles-ci
de leur contenu. On s'est alors demandé pourquoi on n'obtiendrait pas un résultat semblable en créant artificiellement un pneumothorax. D'où la méthode du pneumothorax artificiel, de la « collapsthérapie », dans le traitement
de la tuberculose pulmonaire.

D'autres chirurgiens, partant du même principe, ont cherché l'accolement des parois des cavernes, non par l'introduction d'un gaz dans la cavité pleurale, mais par la résection totale ou partielle de la cage thoracique, d'où l'invention de la thoracoplastie.

Enfin, on a remarqué, dans certains cas de tuberculose, une compression de la partie supérieure du poumon par l'anneau costal supérieur rétréci. Parfois même, la guérison de la tuberculose survenait à la suite du développement d'une pseudarthrose chondro-costale mobilisant la première côte. La pensée est alors venue de rompre l'anneau costal supérieur, pour imiter la nature dans son processus spontané de guérison.

Telles sont, Messieurs, les idées directrices *scientifiques* du traitement chirurgical de la tuberculose pulmonaire.

Entrons plus avant dans le détail, et examinons successivement tous ces différents procédés.

*
* *

En 1906, M. Kuhn, assistant du Pr Leyden à Berlin, fit connaître qu'il pouvait réaliser la *stase hyperémique* des poumons, selon *la méthode de Bier,* par l'application d'un *masque* sur le visage. Ce masque, semblable aux masques à anesthésie, et divisé en deux parties, permet l'inspiration par les narines, le nez étant comprimé légèrement, pendant

que l'expiration s'effectue librement et sans aucun empê-
chement par la bouche.

Depuis cette époque, M. Kuhn est revenu, à diverses
reprises, sur sa méthode. Elle a été utilisée aux États-Unis
par M. Willy Meyer (*Medical Record,* 9 novembre 1907)
qui en a obtenu de bons résultats dans la tuberculose pulmonaire. Il a noté, chez ses malades, l'augmentation des
globules blancs, des globules rouges du sang et de l'hémoglobine. Au début, il employait le masque pendant 15 minutes deux ou trois fois par jour : ensuite, il a pu en faire
prolonger l'usage pendant une heure deux ou trois fois par
jour. Je n'ai point essayé le masque de M. Kuhn ; mais je
tenais à vous signaler cette méthode intéressante, en rapport avec ce que nous savons de la rareté de la tuberculose
dans les stases pulmonaires passives des cardiaques, particulièrement dans l'insuffisance mitrale.

*
* *

La *pneumectomie* a été utilisée dans la tuberculose pulmonaire dans le but d'enlever le foyer morbide comme
dans une tuberculose locale. Elle est applicable seulement
aux cas de tuberculose pulmonaire limitée. La radioscopie
est indispensable pour fixer exactement l'étendue du processus tuberculeux. La pneumectomie a été faite sans succès par Ruggi et Babcock, dans des cas assez avancés.

On peut réussir dans la tuberculose unilatérale au début. Il en existe trois exemples intéressants. Un malade, opéré par M. Tuffier en 1891, meurt, sept ans après la pneumectomie, de grippe compliquée de granulie. Chez un malade de M. Lowson, on constate, en 1893, la guérison opératoire ; mais on ignore le sort ultérieur de ce tuberculeux. M. Stretton enlève, en 1906, le sommet du poumon droit d'une malade qui reste encore guérie six ans après.

Le résultat favorable obtenu dans deux des cas précédents sur trois demeure digne d'attention. Comme le disent MM. Tuffier et J. Martin dans leur très intéressante monographie sur le Traitement chirurgical de la tuberculose pulmonaire, « il plaide pour qu'on l'essaye plus fréquemment (1) ».

*
* *

Les *injections sclérogènes* faites dans le poumon tuberculeux comme dans les bacilloses locales, selon la méthode du Pr Lannelongue, paraissent à peu près abandonnées aujourd'hui. Il en est de même des injections intraparenchymateuses pulmonaires de teinture d'iode iodurée faites en 1873 par W. Koch et en 1874 par Pepper.

*
* *

(1) Tuffier et J. Martin. *Le traitement chirurgical de la tuberculose pulmonaire*, Paris, 1910, p. 5.

La *pneumotomie* a pour but de drainer les cavernes tuberculeuses, de les désinfecter et de diminuer la fièvre hectique résultant de l'infection secondaire des cavités tuberculeuses, à cette époque de la maladie, où, selon, la juste expression de M. Dumarest (d'Hauteville), « le tuberculeux est devenu un phtisique ». Cette méthode paraît séduisante en théorie. En pratique, elle a donné des résultats déplorables. Sur 45 observations de pneumotomie faites pour cavernes tuberculeuses, on n'enregistre qu'un seul vrai succès, celui d'un malade de Sonnenburg qui était encore en parfait état cinq années après l'intervention. Aussi cette opération est-elle tombée justement dans le plus grand discrédit.

*
* *

Le *pneumothorax artificiel* part d'une idée théorique identique, pour aboutir à une conclusion toute différente.

La plaie pulmonaire, quand elle s'ouvre et communique avec l'extérieur, s'infecte. Elle est inaccessible à la désinfection par les voies naturelles, car, placée dans un organe mobile, elle est soumise au mouvement incessamment alternatif d'inspiration et d'expiration. Cette place infectée est « fixée dans sa forme par la cohésion des feuillets pleuraux qui, empêchant le poumon de se rétracter, met un obstacle absolu à l'accolement des parois d'une excavation ainsi constituée, et, par l'exercice d'une activité constamment centrifuge, tend au contraire à la dilater » (1). En créant artificiellement un pneumothorax, on réalise les conditions qui rendent possible la fermeture de la cavité infectée, c'est-à-dire l'accolement des parois de la plaie, l'immobilisation du foyer purulent, l'évacuation de l'air porteur de germes et l'impossibilité de la rentrée de l'air infecté.

Ces différentes actions sont conformes à l'observation clinique. On a décrit des pneumothorax *favorables* ; leur constatation est de notion courante. J'ai actuellement dans mon service de l'hôpital Necker deux tuberculeux pulmonaires très avancés avec fièvre hectique, chez lesquels l'apparition d'un pneumothorax a arrêté la marche de la maladie et modifié complètement les symptômes morbides. M. Paul Claisse en a rapporté, il y a deux ans, un très bel exemple chez une fillette (2) ; tous les signes de tuberculose ont disparu par la suite. Il ne faudrait, néammoins, pas conclure que, d'une manière générale, un pneumothorax est toujours une chose bonne pour un tuberculeux ; on aurait de cruelles désillusions. Beaucoup de phtisiques ne supportent pas le choc traumatique du pneumothorax et

(1) F. DUMAREST. Du pneumothorax chirurgical dans le traitement de la phtisie pulmonaire, *Bulletin médieal*, 10 mars 1909, p. 123.
(2) Paul CLAISSE. Pneumothorax muet, *Soc. médicale des hôpitaux* 19 février 1909, p. 329.

succombent à l'asphyxie ; d'autres ne peuvent résister à l'infection de la cavité pleurale, quand l'hydro et le pyo-pneumothorax sont venus compliquer l'issue de l'air dans la plèvre. Mais, si le pneumothorax ne se réalise pas trop brusquement, s'il ne s'infecte pas, il est souvent une aide à l'amélioration et à la guérison du malade.

C'est alors que l'idée est venue en 1882 au Pr Forlanini (de Pavie) d'appliquer le pneumothorax *artificiel* à la cure de la tuberculose pulmonaire. Les travaux du savant italien n'ont été publiés qu'en 1894. Ils sont analogues aux expé-riences du Pr Potain qui, pour laisser le poumon malade « dans le repos et l'inertie » et favoriser ensuite « la cica-trisation et la guérison définitive » des lésions tubercu-leuses, avait, en 1888, remplacé le liquide pleural des pleurétiques par de l'air stérilisé et de l'azote.

La méthode de Forlanini est très appliquée à l'étranger. Elle est peu connue en France, où elle a été défendue sur-tout par l'école lyonnaise, M. Dessirier et M. F. Dumarest. Elle a été préconisée à Paris par M. P. Claisse, et elle est actuellement utilisée au sanatorium d'Angicourt par M. Küss.

Je vais, Messieurs, vous résumer la *manière de faire* du Pr Forlanini, puis je vous indiquerai les indications de la méthode, les accidents qu'elle peut déterminer et la critique de son emploi.

Le pneumothorax artificiel doit réaliser trois conditions essentielles. Il doit être assez volumineux pour déterminer l'immobilisation complète du poumon, amenant la disparition du murmure vésiculaire à l'auscultation. Il doit être obtenu lentement et progressivement pour éviter les accidents dus à la compression brusque du poumon et à la déviation du médiastin. Il doit enfin être maintenu à la même tension pendant toute la réparation des lésions, c'est-à-dire qu'il faut injecter de nouvelles quantités de gaz, au fur et à mesure de sa résorption dans la plèvre.

Le meilleur gaz à injecter dans la plèvre est l'*azote*, que l'on choisisse l'azote industriel ou l'azote préparé extemporanément, en faisant agir de la potásse sur une solution à 20 pour 100 d'acide pyrogallique qui absorbe l'oxygène de l'air.

Le Pr Forlanini se sert d'un *appareil* composé d'un tube en U dont les branches verticales sont dilatées et dont la branche horizontale est mince et droite. Chacune des branches a une capacité de 5oo centimètres cubes. Une des branches renferme de l'azote ; l'autre contient de l'eau stérilisée et est munie d'un manomètre. La branche à azote est en communication par un tube de caoutchouc avec l'aiguille à injection. La branche à eau est reliée à une soufflerie, comme celle du thermocautère.

Quelle est, avec cette instrumentation, la *technique* du pneumothorax artificiel ?

On se propose de traverser la paroi thoracique pour gagner le vide pleural sans léser le poumon. Pour cela, on
fait asseoir le malade et on le fait pencher en avant, les
bras relevés. « On choisit, dit M. Paul Claisse, un espace
intercostal, comme pour une thoracentèse, on repère le
bord supérieur costal immédiatement au-dessus duquel
se fera la ponction, et l'on fait une toilette minutieuse
de la région (la teinture d'iode sera avantageusement
employée).

« L'appareil, stérilisé, est déposé sur une table, chargé
de sa provision d'azote. Le tube d'issue est fermé. On éta-
blit la communication avec la poire et l'on donne une
pression très légère, trop faible pour que le gaz puisse dif-
fuser dans les tissus que va traverser l'aiguille ; le niveau du
manomètre montera seulement au quart de la hauteur du
tube. Si l'appareil est étanche, ce niveau reste fixe.

« On fait alors pénétrer l'aiguille à travers la peau, le
tissu cellulaire ; mais quand on a l'impression d'être dans
la paroi, et *alors seulement,* on ouvre le tube d'issue ; le
manomètre doit rester au même niveau, l'orifice de l'aiguille étant encore dans les tissus. Continuant à pousser
l'aiguille avec lenteur, on constate brusquement une chute
manométrique : l'aiguille a atteint le vide pleural, le gaz
s'y échappe. On en laisse pénétrer environ 5o centimètres
cubes, de façon que la plèvre viscérale puisse s'écarter de
la plèvre pariétale. On peut alors enfoncer un peu plus

l'aiguille, augmenter la pression au moyen de la poire, réglant le débit sur les phénomènes observés, jusqu'à ce que 200 centimètres cubes y aient ainsi pénétré.

« Cette quantité est suffisante pour une première ponction ; elle permet déjà un contrôle stéthoscopique et radioscopique du pneumothorax artificiel. Il n'est pas prudent d'injecter la première fois plus de 400 centimètres cubes, et par contre on ne doit pas en injecter moins de 100, sous peine de rencontrer la fois suivante les mêmes difficultés.

« La première ponction seule est un peu délicate et demande de l'attention ; les autres seront fort simples. On peut les renouveler tous les deux à quatre jours jusqu'à ce que l'écran radioscopique révèle l'affaissement complet du poumon qui se rétracte sur son hile (1). »

Le D‍ʳ Jeunet (d'Amiens) a réalisé un appareil très simple pour pratiquer le pneumothorax artificiel. Il se sert de deux vieilles ampoules à sérum de 5oo grammes qu'il réunit à leur partie inférieure par un tube de caoutchouc. Les extrémités supérieures des ampoules s'adaptent l'une à une soufflerie de thermocautère et l'autre à un tube armé d'une aiguille (2).

Pour pénétrer dans la cavité pleurale, M. Tuffier, avec

---

(1) Paul CLAISSE. Le traitement de la tuberculose pulmonaire par le pneumothorax artificiel, *La clinique,* 27 août 1909, p. 552.

(2) V. PAUCHET. Le traitement chirurgical de la tuberculose pulmonaire, *La clinique,* 9 avril 1909.

Murphy et Branca, préfère d'abord *inciser* l'espace inter-costal jusqu'à la plèvre pariétale, puis perforer celle-ci sans danger avec un trocart mousse. M. Tuffier pratique cette incision dans le septième espace intercostal, entre la ligne axillaire postérieure et la ligne scapulaire (1).

Quand on aura, d'après la technique précédente, réalisé le pneumothorax artificiel, il faudra le surveiller de très près pour éviter la disparition du gaz de la plèvre. On renouvellera l'injection d'azote dès que celui-ci commencera à se résorber pour maintenir le pneumothorax à un degré constant. L'auscultation et, mieux encore, la radioscopie, donneront des renseignements précis à ce sujet.

La *durée* du traitement est toujours longue. Il faut compter des mois et même des années, avec tous les intermédiaires possibles de temps. Quelques-uns des opérés du Pr Forlanini gardent leur pneumothorax pendant un temps « presque indéfini », sans aucune altération de la plèvre pariétale et avec toutes chances d'éviter la production d'une symphyse pleurale (2).

Le pneumothorax artificiel peut provoquer des *accidents* qui sont : l'éclampsie pleurale, l'embolie gazeuse, l'infec-tion du poumon sain, l'emphysème sous-cutané et des com-

---

(1) Tuffier et J. Martin, *Loco citato,* p. 13.
(2) D. Dessirier. Le pneumothorax artificiel thérapeutique, *Gazette des hôpitaux,* 3o janvier 1909, p. 14o.

plications tardives, comme l'hydro et le pyo-pneumothorax secondaires.

L'éclampsie pleurale peut débuter à la première injection, et même à la troisième comme chez ce malade de M. Dumarest qui « s'affaissa, le visage vultueux, les yeux fixes et vitreux, le pouls faible et précipité, la respiration pénible, en état de complète connaissance, se plaignant de paralysie des membres inférieurs, de constriction thoracique et d'obnubilation de la vue (1) ». Cette complication semble devoir être attribuée au traumatisme pleural. Aussi, dès le premier malaise ressenti par le malade est-il prudent de suspendre l'injection gazeuse.

L'embolie gazeuse est très à redouter. Elle tire son origine de l'introduction de l'azote dans le tissu très vasculaire et presque lacunaire qui constitue les adhérences pleurales, surtout si elles sont anciennes. On se mettra à l'abri de cet accident, de très haute gravité et souvent mortel, en utilisant la seringue spéciale du Pr Forlanini qui permet, pendant la ponction, d'explorer la région où manœuvre la pointe de l'aiguille.

La projection en masse dans le poumon du côté opposé du contenu des cavernes du poumon malade peut produire la tuberculinisation de l'organe sain, comme l'indiquent MM. Tuffier et J. Martin.

____

(1) F. Dumarest. *Loco citato*, p. 127.

On peut observer aussi, dans certains cas, la production d'un emphysème sous-cutané « azoté ». Cette complication est loin d'avoir la grande gravité qu'elle présente dans le pneumothorax spontané (1), car, ici, on est véritablement maître du pneumothorax.

Quelquefois, il existe des complications tardives, comme l'hydro et le pyopneumothorax. Selon M. Dumarest, cet hydropneumothorax a une évolution variable : tantôt il reste silencieux et apyrétique ; tantôt il s'accompagne de fièvre, tantôt la rétention kystique nécessite l'intervention chirurgicale avec la résection costale. Les risques de ces complications secondaires « sont peu de chose, si on les met en balance avec les résultats magnifiques que peut donner cette méthode dans les cas où elle est vraiment indiquée et judicieusement appliquée (2) ».

Enfin, au cas d'adhérences solides et anciennes, il est parfois impossible d'introduire l'azote dans la cavité pleurale. C'est dans ces cas que la *méthode de M. Tuffier* doit être utilisée. Cette méthode consiste en « un décollement pleuropariétal » de la plèvre adhérente dans toute l'étendue des lésions facilement reconnaissables par leur induration à la palpation. Dès que ce décollement est pratiqué, le

(1) Louis RÉNON. Le pneumothorax et l'emphysème sous-cutané, *Journal des Praticiens*, 2 octobre 1909.

(2) F. DUMAREST. Les applications, les risques et les complications secondaires du pneumothorax chirurgical, *Livre jubilaire du Pr J. Teissier*, Lyon, 1909.

poumon se rétracte dans toute la région décollée. Il se forme un « pneumothorax extrapleural (1) », dans lequel, les jours suivants, après suture et drainage de la plaie, on remplace l'air par de l'azote.

Quelles sont, Messieurs, les indications et les contre-indications du pneumothorax artificiel?

Il est *indiqué* dans la tuberculose pulmonaire tertiaire, cavitaire, chronique, pourvu qu'elle soit unilatérale. Il s'applique spécialement à l'hémoptysie grave à répétition, où, d'après Dumarest, il « exerce l'influence d'une ligature », en supprimant la circulation fonctionnelle du poumon. D'après le même auteur, il est encore très indiqué dans les broncho-pneumonies caséeuses unilatérales.

Deux *contre-indications* principales dominent le traitement : la *bilatéralité des lésions* et l'existence d'*adhérences pleurales*.

La bilatéralité des lésions n'est pas une contre-indication absolue. Si, du côté opposé aux cavernes, il y a des lésions limitées, légères et inactives, le traitement gazeux est possible. Il faut néanmoins savoir que ce traitement peut améliorer le côté opposé comme il peut aussi, mais très rarement, provoquer une poussée aiguë.

Les adhérences pleurales sont fréquentes, mais il faut

----

(1) Tuffier et J. Martin. *Loco citato*, p. 16.

qu'elles soient étendues pour constituer une contre-indication. En effet, à côté de la symphyse pleurale totale, qui
est une contre-indication absolue, on peut opérer malgré
des adhérences partielles peu étendues et peu résistantes.
Celles-ci se rompent par l'injection intra-pleurale du gaz
sous pression. On peut aussi faire une série d'injections
gazeuses dans une plèvre cloisonnée, pour créer une série
de pneumothorax partiels. Les adhérences *infranchissables*
au gaz existent dans *un quart des cas*. Le fait est donc assez
fréquent. Il faut alors recourir à la méthode du pneumothorax extrapleural de M. Tuffier.

On n'opérera jamais les cas de tuberculose à marche
rapide ou accompagnée d'autres lésions viscérales, laryn-
gées, intestinales, etc. Celles-ci constituent une contre-
indication absolue.

Quels sont, Messieurs, les *résultats* observés à la suite du
pneumothorax artificiel ?

Ils sont des plus *remarquables*. Les signes physiques des
cavernes disparaissent complètement. La toux augmente
d'abord pour ne plus exister ou diminuer. L'expectoration
se tarit d'une manière considérable. Les bacilles et les fibres
élastiques ne se voient plus dans les crachats. Ceux-ci sont
muqueux et non purulents. L'hémoptysie disparaît. L'état
général s'améliore. La fièvre tombe, les forces reviennent ;
le poids augmente. Un grand nombre de malades peuvent

reprendre leur vie ordinaire, comme ce patient de
M. Holmbœ qui, traité pour une tuberculose des plus graves
par le sérum de M. Marmorek et le bouillon filtré de
M. Denys, ne fut guéri que par une année d'injections
gazeuses dans la plèvre gauche (1).

Que deviennent les lésions au point de vue anatomique ?
Le poumon rétracté se transforme en un bloc fibreux
dans lequel il n'y a plus trace d'infiltration, où l'on ne
retrouve que quelques foyers tuberculeux, pauvres en
bacilles. Les foyers isolés et circonscrits sont plus favorablement influencés que les infiltrations pneumoniques dif-
fuses. Dans le premier cas, il y a encapsulement des foyers
caséeux ; dans le deuxième cas, on constate une organisation
conjonctive du processus pneumonique.

Messieurs, je n'ai aucune expérience personnelle de la
méthode du Pr Forlanini ; mais on est forcément impressionné par la logique du traitement et par les résultats notés
de divers côtés dans l'application de cette méthode. « J'ai
obtenu, dit M. Dumarest, de véritables résurrections immédiates... Rapide est le relèvement de l'état général dès le
début du traitement : j'ai vu disparaître en quinze jours,
chez des malades graves, fièvre, toux, expectoration et
essoufflement... Les résultats éloignés ne sont pas moins
satisfaisants. J'ai en ce moment des malades qui ont quitté

____

(1) Holmbœ. *The Lancet,* 13 août 1910.

le Sanatorium depuis plus d'un an et qui se livrent à des travaux pénibles sans être incommodés par leur pneumothorax ; ils sont même, chose curieuse, bien moins essouflés qu'ils ne l'étaient avant le traitement. Dans un cas, j'ai vu le poumon, abandonné à lui-même faute d'entretien du pneumothorax, revenir à sa place et reprendre sa fonction, sans que reparût l'ancienne cavité du sommet, définitivement atélectasiée (1). » MM. Balvay et Arcelin concluent dans un sens analogue ; pour eux, cette méthode est susceptible de produire la guérison anatomique et clinique des cas de tuberculose ouverte unilatérale, inguérissables sans ce procédé (2).

Vous voyez, Messieurs, la faveur dont jouit actuellement le pneumothorax artificiel en phtisiothérapie. Un corollaire obligé de son action me paraît s'imposer. Toutes les fois où vous constaterez chez un tuberculeux l'apparition d'un pneumothorax spontané, faites tous vos efforts pour *empêcher* le pneumothorax de se fermer et pour essayer de le désinfecter. Si l'air a tendance à se résorber, injectez de l'azote dans la plèvre pour entretenir le pneumothorax pendant quelques mois.

*
* *

(1) F. Dumarest. L'état actuel de la question de la tuberculose et des sanatoriums, *Revue moderne de médecine et de chirurgie*, décembre 1910, p. 454.

(2) Balvay et Arcelin. *Association pour l'avancement des sciences*, Lille, 1909.

Messieurs, quand l'abondance des adhérences pleurales rend le pneumothorax artificiel et le pneumothorax extrapleural de M. Tuffier impossibles à réaliser, il reste encore un dernier moyen d'obtenir l'affaissement du poumon malade. Il faut, pour cela, supprimer la paroi thoracique rigide qui maintient le poumon et les cavernes dilatés, « désosser » pour ainsi dire cette paroi thoracique et pratiquer la *thoracoplastie*.

Cette thoracoplastie doit être très large pour obtenir le résultat désiré. M. Friedrich s'est fait l'apôtre de la *pleuropneumolyse* ou désossement complet de la moitié totale du thorax des tuberculeux pulmonaires.

« L'opération consiste à faire un énorme volet cutané, en forme d'U, ouvert en haut. Les deux extrémités verticales de l'U s'arrêtent dans le voisinage des deux premières côtes. La partie convexe de l'U correspond à la dixième côte. Le volet passe en avant à deux doigts en dehors du sternum, et en arrière à deux doigts en dehors de la colonne vertébrale, il commence en haut à deux doigts au-dessous de la clavicule. Grâce à cette incision, on taille un lambeau qui comprend la peau, les muscles et l'omoplate. Ce lambeau est relevé ; les côtes sont mises à nu, puis réséquées sur une longueur de 10 à 25 centimètres. Il faut ménager la plèvre avec soin, mais exciser les muscles intercostaux, le périoste costal et les nerfs. Les vaisseaux intercostaux sont liés ; le poumon s'affaisse avec la plèvre qui l'entoure. On fait l'hémostase du lambeau et on le rabat. La peau est suturée après drainage (1). »

On applique ensuite un bandage ouaté assez serré pour s'opposer à l'expansion du poumon rétracté pendant les efforts de toux, sans pourtant gêner les mouvements respiratoires du côté sain. A la suite de l'opération, on peut observer quelques troubles circulatoires inquiétants : affolement cardiaque, pouls petit, rapide, irrégulier ; ces petits accidents sont sous la dépendance du déplacement du cœur et des gros vaisseaux ou des modifications apportées à la circulation pulmonaire.

Ces troubles sont moins inquiétants quand on opère en deux temps, c'est-à-dire quand on résèque d'abord les côtes supérieures, puis, huit jours après, les côtes inférieures.

Les résultats de la thoracoplastie sont favorables. « L'effet indubitable de l'opération se montre dans la disparition de la fièvre, dans une importante diminution de l'expectoration et dans une modification de cette expectoration quant à ses caractères et au nombre des bacilles, plus tard dans la rémission de la toux, l'accroissement du poids du corps et une amélioration subjective (2) ». Quand les malades ont franchi les suites immédiates de l'opération, il se produit

---

(1) V. Pauchet. *Loco citato.*

(2) P.-L. Friedrich (Marburg). Die operative Beinflustung einseitiger Lungenphtisie durch total Brustwandmobilisierung und Lungenenspannung (Pleuropneumolysis totalis), *Archir für Klin. Chirurgie,* 1908, Bᵈ 87. Heft 3.

des changements efficaces dans l'allure de la maladie avec un effort remarquable vers la guérison (1).

L'opération de M. Friedrich enlève neuf côtes, de la deuxième à la dixième inclusivement, et crée des conditions respiratoires nouvelles extrêmement curieuses. Cette méthode n'a pas reçu en France un accueil favorable de MM. Tuffier et J. Martin ; ils déclarent l'intervention « formidable » et ils concluent en disant que « la mortalité que comporte cette opération n'est pas encore, à l'heure actuelle, compensée par des bénéfices évidents (2) ».

Je n'ai aucune expérience de la « pleuropneumolyse » de M. Friedrich. J'ai vu toutefois un médecin français très distingué, professeur dans une école de province, très partisan de cette intervention qu'il a fait pratiquer par M. Friedrich sur plusieurs de ses malades ; il se déclarait très satisfait des résultats.

*
* *

La *rupture de l'anneau costal supérieur*, d'après la méthode de Freund, part d'un principe tout opposé aux interventions précédentes.

ventions précédentes.

(1) P.-L. Friedrich (Marburg). Weitere Fragestellungen und Winke für die operative Brustwand-Lungen-Mobilisierung (Pleuro-pneumolysis thoracoplastica) bei, vorwiegend einseitiger oder auf das Oberlappengebiet beschränkter Lungenphtisie, *Deutsche Zeitschrift für Chirurgie*, 1909, B^d 100.

(2) Tuffier et J. Martin. *Loco citato*, p. 19.

A l'autopsie des individus chez lesquels on trouve une tuberculose guérie des sommets, il n'est pas rare de rencontrer une brièveté anormale, un « développement infantile » de la première côte et de son cartilage. Que cette brièveté porte sur le cartilage seul, comme c'est le plus souvent le cas, ou sur le cartilage et la côte à la fois, elle amènera à sa suite un rétrécissement de l'ouverture supérieure du thorax. Celle-ci, au lieu d'avoir l'aspect d'un cœur de cartes à jouer, prend une forme ovale; rétrécie, elle gêne l'ampliation du sommet des poumons. Fréquemment aussi, le cartilage de la première côte est non seulement raccourci, mais encore partiellement ossifié. Cette ossification partielle du cartilage gêne les mouvements d'expansion de la partie supérieure du thorax ; elle peut exister en dehors de tout raccourcissement. Il est même des cas, où l'anneau rigide et rétréci constituant l'orifice supérieur comprime le sommet des poumons, au point d'y imprimer un sillon plus ou moins profond. Cette disposition vient accroître et exagérer l'insuffisance de la ventilation normale des sommets. Ce sont là des conditions évidemment favorables au développement du bacille de Koch.

La *chondrotomie de la première côte*, proposée il y a quelques années par Freund et reprise par M. Seidel, est destinée à parer au rétrécissement et à la rigidité de l'ouverture supérieure du thorax. Pour cet auteur, elle ne fait qu'imiter « la nature » qui, spontanément, dans le but d'aider à la guérison de la tuberculose des sommets, crée une sorte d'articulation chondro-costale mobile. Dans une statistique de Hart portant sur 97 cas de cette articulation mobile, il s'agissait 63 fois d'individus présentant, dans leurs sommets, des foyers guéris de tuberculose.

M. Seidel a pratiqué cette chondrotomie deux fois avec succès.

Les *indications* de cette intervention sont très limitées. Tout d'abord, la tuberculose devra être tout à fait à son début et se trouver strictement localisée aux sommets ou à un des sommets. En second lieu, il faudra s'assurer par la palpation, la mensuration, l'inspection, la radiographie qu'il existe réellement une ossification du cartilage de la première côte, avec ou sans rétrécissement de l'ouverture supérieure du thorax. Enfin, cette constatation faite, « on réservera la chondrotomie à l'adulte, tandis que chez l'enfant et chez l'adolescent elle sera remplacée par la gymnastique respiratoire qui, à elle seule, est capable de rétablir chez eux l'élasticité et le jeu normal de la première côte et de son cartilage (1) ».

Si l'opération de Freund donne d'excellents résultats dans certaines formes d'asthme et surtout dans l'emphysème pulmonaire avec thorax rigide où j'ai pu les constater moi-

______

(1) R. Romme. Chondrotomie et tuberculose pulmonaire, *Presse médicale,* 11 juillet 1908, p. 444.

même, résultats sur lesquels M. Tuffier vient d'insister avec raison (1), elle reste encore *très discutée* dans la tuberculose pulmonaire.

Dans cette maladie, le traitement chirurgical de *choix* est certainement le pneumothorax artificiel dont l'emploi est très en faveur aujourd'hui parmi beaucoup de phtisiothérapeutes.

*   *
*   *

Messieurs, j'ai terminé cette série de 14 conférences sur « le Traitement scientifique pratique de la tuberculose pulmonaire ». Je vous ai parlé d'une manière aussi pratique que possible des médications d'*allure scientifique* « *réelle* » de cette affection.

Que *conclure* de toute cette étude ?

Il y a certainement, à l'heure actuelle, quelque chose de scientifique acquis en phtisiothérapie: On a incontestablement fait des *progrès* notables dans le traitement de la tuberculose pulmonaire. On guérit *plus* de tuberculeux qu'autrefois, mais on est loin de les guérir *tous*. La science lutte mieux contre la tuberculose que jadis, mais elle ne l'a pas vaincue, comme le déclarent si faussement

(1) Tuffier. Traitement chirurgical de quelques emphysèmes pulmonaires, *Soc. médicale des hôpitaux*, 10 février 1911, p. 127.

tant d'imposteurs. Il ne faut donc pas s'hypnotiser sur les résultats acquis. Il faut s'efforcer de trouver mieux et travailler toujours, pour découvrir de nouveaux horizons et faire de nouvelles conquêtes.

Fac et spera,

disait la devise antique. Oui, Messieurs, travaillons et espérons.

TABLE DES MATIÈRES

I

L'esprit d'un traitement scientifique pratique réel de la tuberculose pulmonaire.

II

Le traitement rationel.

LA CURE D'AIR, LE REPOS ET L'HYGIÈNE INDIVIDUELLE.

La cure d'air.

Danger de l'air des villes infecté bactériologiquement, chimiquement

V

Le traitement biologique « spécifique » par les sérums.

VI

La médication biologique « spécifique » par les tuberculines.

X

La physiothérapie.

XI

La physiothérapie *(suite)*.

XIII

L'opothérapie.

XIV

Le traitement chirurgical.

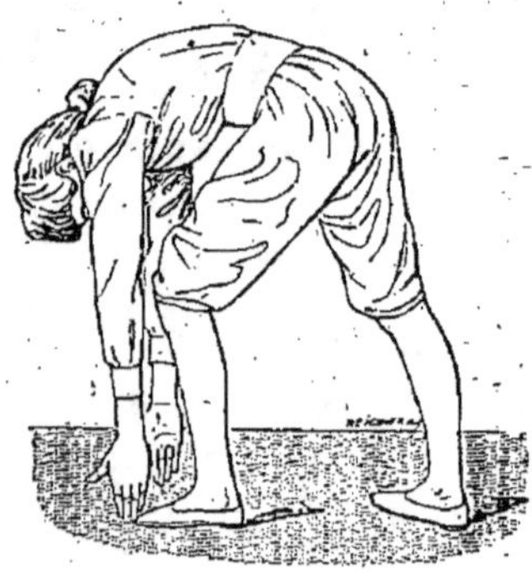

Aide=Mémoire ✿✿✿✿✿✿✿
✿✿✿ de Thérapeutique

PAR MM.

G.-M. DEBOVE
Doyen honoraire de la Faculté de Médecine
Professeur de Clinique
Membre de l'Académie de Médecine

G. POUCHET
Professeur de Pharmacologie et Matière
médicale à la Faculté de Médecine
Membre de l'Académie de Médecine

A. SALLARD
Ancien interne des Hôpitaux de Paris

DEUXIÈME ÉDITION ENTIÈREMENT REVUE
Conforme au Codex de 1908

1 vol. in-8 de VIII-911 *pages, imprimé sur 2 colonnes, relié toile.* **18** *fr.*

TRAITÉ ÉLÉMENTAIRE
de
Clinique Médicale

PAR
G.-M. DEBOVE et A. SALLARD

1 volume grand in-8° de 1296 *pages, avec* 275 *figures, relié toile.* . . . 25

Vient de paraître :

Grandes et petites Obésités
Cure radicale

PAR
le Dr **Francis HECKEL**
Avec une Préface de M. HUCHARD, de l'Académie de Médecine

1 vol. gr. in-8° de XI-555 *pages avec* 70 *figures formant* 12 *planches hors texte.* . . . . **12** *fr.*

MALADIES DU CUIR CHEVELU

PAR

le Docteur R. SABOURAUD

Directeur du Laboratoire Municipal de la Ville de Paris
à l'Hôpital Saint-Louis.

I. Les Maladies Séborrhéiques :

SÉBORRHÉE, ACNÉS, CALVITIE

1 vol. gr. in-8° avec 91 figures en noir et en couleurs. . . **10** fr.

II. Les Maladies Desquamatives :

PITYRIASIS et ALOPÉCIES
PELLICULAIRES

1 vol. gr. in-8° avec 122 figures en noir et en couleurs . . . . **22** fr.

III. Les Maladies Cryptogamiques :

LES TEIGNES

1 vol. gr. in-8°, de VI-855 pages avec 433 figures et 28 planches hors texte . . . . **30** fr.

Thérapeutique clinique de la Syphilis

Par E. EMERY   ET   A. CHATIN
Médecin de Saint-Lazare.   Médecin des Eaux d'Uriage.

1 vol. in-8° de VIII-640 pages, avec figures . . . . **10** fr.

Ce volume est divisé en deux parties : la première est consacrée à l'étude des médicaments antisyphilitiques, à leur mode d'administration et au traitement de la syphilis en général. Dans la seconde, les auteurs étudient les traitements locaux des accidents cutanés ou muqueux les plus habituels de la syphilis et ses principales manifestations viscérales. Pour donner toute sa valeur à l'exposé du traitement, les auteurs n'ont pas hésité à décrire aussi brièvement que possible les différentes affections.

Traité d'Histologie

PAR

A. PRENANT
Professeur
à la Faculté de Médecine de Paris.

P. BOUIN
Professeur agrégé
à la Faculté de Médecine de Nancy

L. MAILLARD
Chef des travaux de Chimie biologique
à la Faculté de Médecine de Paris

Vient de paraître :

TOME II et dernier

HISTOLOGIE ET ANATOMIE MICROSCOPIQUE
1 vol. gr. in-8°
de XL-1199 pages, avec 572 fig. dont 31 en plusieurs couleurs. **50** fr.

Déjà publié :

TOME I

CYTOLOGIE GÉNÉRALE ET SPÉCIALE
1 vol. gr. in-8°
de 977 pages, avec 791 fig. dont 172 en plusieurs couleurs. **50** fr.

LES ANAÉROBIES

par M. Jungano et A. Distaso.
Préface par M. le Professeur Metchnikoff.
1 *vol. in-8°, de* XII-228 *pages, avec 58 figures dans le texte.* . . **5** *fr.*

Vient de paraître :

Le Vade-Mecum du Médecin-Expert

PAR

A. LACASSAGNE
Professeur de Médecine légale
à l'Université de Lyon

L. THOINOT
Professeur de Médecine légale
à la Faculté de Paris

1 *volume in*-18, *de* XII-265 *pages, relié peau.* . . . . **6** fr.

P. POIRIER — A. CHARPY

Traité d'Anatomie Humaine

Nouvelle édition entièrement refondue par
A. CHARPY ET **A. NICOLAS**
Professeur d'anatomie à la Faculté
de Médecine de Toulouse.
Professeur d'anatomie à la Faculté
de Médecine de Paris.

AVEC LA COLLABORATION DE

O. AMOËDO — ARGAUD — A. BRANCA — R. COLLIN — B. CUNÉO — G. DELAMARE
PAUL DELBET — DIEULAFÉ — A. DRUAULT — P. FREDET — GLANTENAY — A. GOSSET
M. GUIBÉ — P. JACQUES — TH. JONNESCO — E. LAGUESSE
L. MANOUVRIER — P. NOBÉCOURT — O. PASTEAU — M. PICOU — A. PRENANT
H. RIEFFEL — ROUVIÈRE — CH. SIMON — A. SOULIÉ — B. DE VRIESE — WEBER

5 volumes grand in-8°, avec figures en noir et en couleurs . . . . . . **160** fr.

Vient de paraître :

TOME I. — (*3° édition refondue*) : Introduction. Notions d'embryologie.
Ostéologie. Arthrologie, *avec 825 figures* . . . . **20** fr.

Précédemment publiés :

TOME II. — 1" Fasc. (*2° édit. entièrement revue*): Myologie, *avec 331 fig.* **12** fr.

2° Fasc. (*2° édition entièrement revue*) : Angéiologie (Cœur et Artères)
Histologie, *avec 150 figures*. . . . . **8** fr.

3° Fasc. (*2° édition entièrement revue*): Angéiologie (Capillaires. Veines),
avec 83 figures. . . . . **6** fr.

4° Fasc. : Les Lymphatiques (*2° édit. entièrement revue*) *avec 126 fig.* **8** fr.

TOME III. — 1" Fasc. (*2° édition entièrement revue*) : Système nerveux
(Méninges. Moelle. Encéphale). Embryologie. Histologie, *avec 265 fig.* **10** fr.

2° Fasc. (*2° édition entièrement revue*): Système nerveux (Encéphale), *avec
131 figures*. . . . . **10** fr.

3° Fasc. (*2° édition entièrement revue*) : Système nerveux (Les Nerfs. Nerfs
crâniens. Nerfs rachidiens), *avec 228 figures* . . . . **12** fr.

TOME IV. — 1" Fasc. (*2° édition entièrement revue*) : Tube digestif, *avec
201 figures*. . . . . **12** fr.

2° Fasc. (*2° édit. entièrement revue*): Appareil respiratoire, *avec 121 fig.* **6** fr.

3° Fasc. (*2° édit. entièrement revue*) : Annexes du tube digestif. Péritoine.
1 vol. avec 448 figures. **16** fr.

TOME V. — 1" Fasc. : Organes génito-urinaires (*2° édition entièrement
revue*), *avec 431 figures*. . . . . **20** fr.

2° Fasc. : Les Organes des sens. Les Glandes surrénales, *avec 544 figures*. . . . . **20** fr.

OUVRAGE COMPLET

Traité de
Technique Opératoire

PAR

CH. MONOD
Professeur agrégé à la Faculté de Médecine
de Paris,
Chirurgien honoraire des hôpitaux
Membre de l'Académie de Médecine.

J. VANVERTS
Chirurgien des hôpitaux de Lille.
Ancien interne lauréat des hôpitaux
de Paris, Membre correspondant
de la Société de Chirurgie.

**DEUXIÈME ÉDITION
ENTIÈREMENT
REFONDUE**

❧ ❧ ❧

2 volumes grand in-8°, formant ensemble XII-2016 pages avec 2337 figures dans le texte . . . **40** fr.

Le tome I n'est plus vendu séparément. Le tome II est vendu aux acheteurs du tome I . . . . **18** fr.

Condenser les descriptions sans rien sacrifier de la clarté, supprimer tout ce qui semblait tombé en désuétude, et cela pour pouvoir donner place à certaines opérations nouvelles ou à d'autres intentionnellement omises dans la première édition parce que non encore consacrées par l'usage, tel est le travail considérable qu'ont poursuivi les auteurs dans cette deuxième édition. La plupart des chapitres anciens ont été remaniés, quelques-uns même complètement transformés. Les index bibliographiques ont été intégralement mis au courant en même temps que nombre d'indications anciennes, et aujourd'hui sans intérêt pratique, étaient supprimées.

Enfin l'illustration a été à la fois augmentée et entièrement revisée : nombre de clichés de la première édition ont fait place à des figures nouvelles.

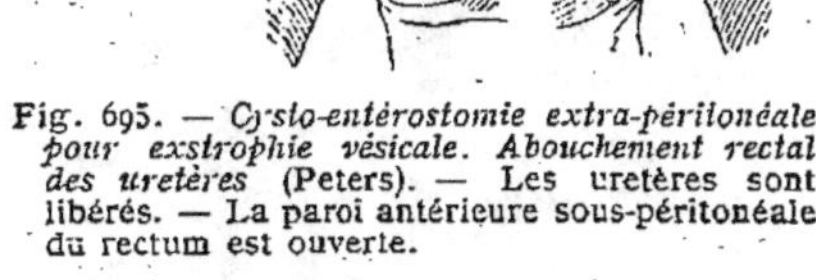

Fig. 695. — *Cysto-entérostomie extra-péritonéale pour exstrophie vésicale. Abouchement rectal des uretères* (Peters). — Les uretères sont libérés. — La paroi antérieure sous-péritonéale du rectum est ouverte.

SIXIÈME ÉDITION, REVUE ET AUGMENTÉE DU

Traité de
Chirurgie d'urgence

PAR
Félix LEJARS
Professeur agrégé à la Faculté de Médecine de Paris,
Chirurgien de l'hôpital Saint-Antoine, Membre de la Société de chirurgie.

1 *vol. grand in-8° de* VIII-1185 *pages, avec* 994 *figures, et* 20 *planches hors texte, relié toile.* . . . . **30** *fr.*

Fig. 910.— Désarticulation tibio-tarsienne, procédé de Syme.
3ᵉ temps.— Dénudation de la face postéro-inférieure du calcanéum.

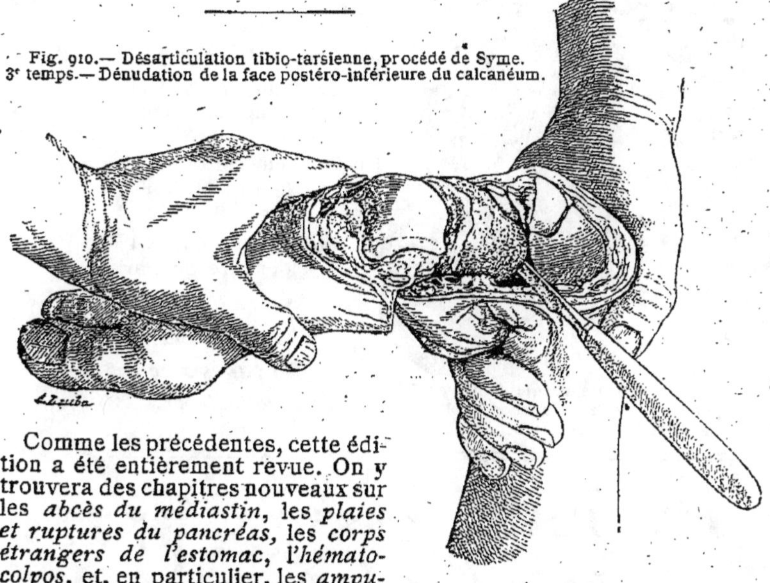

Comme les précédentes, cette édition a été entièrement revue. On y trouvera des chapitres nouveaux sur les *abcès du médiastin,* les *plaies et ruptures du pancréas,* les *corps étrangers de l'estomac,* l'*hémato-colpos,* et, en particulier, les *amputations d'urgence.* De nombreux chapitres ont été singulièrement étendus ou remaniés, spécialement ceux qui ont trait aux *coups de feu de l'oreille,* à la *mastoïdite (thrombose du sinus),* aux *plaies de poitrine,* aux *plaies de l'uretère* et aux *modes de réunion ou d'anastomose de l'uretère divisé,* aux *luxations et fractures du carpe.* Du reste le chapitre des *fractures, de leurs divers types, de leurs modes de réduction et de traitement* a été l'objet cette fois encore d'additions nombreuses et d'une revision détaillée.

90 figures nouvelles portent à 994 le nombre total des illustrations, auxquelles s'ajoutent 20 planches hors texte.

Manuel de
Dentisterie Opératoire

PAR

Edward C. KIRK, D. D. S.

Professeur de clinique dentaire à l'Université de Philadelphie
Directeur de " The Dental Cosmos."

TROISIÈME ÉDITION REVUE ET AUGMENTÉE

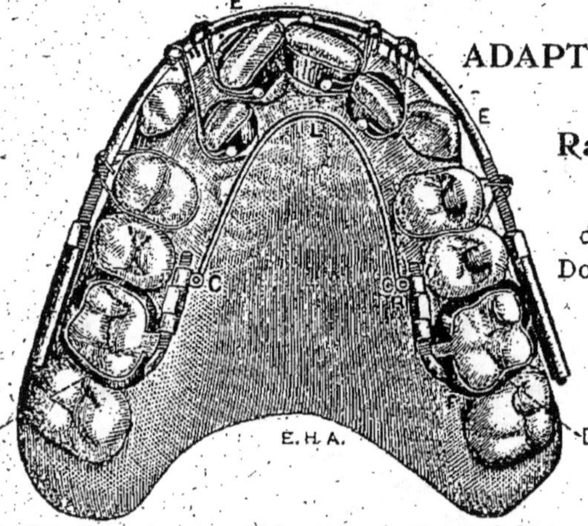

ADAPTATION FRANÇAISE

PAR

Raymond LEMIÈRE

Docteur en Médecine
et chirurgien dentiste
de l'Université de Paris
Docteur en chirurgie dentaire
à l'Université
de Philadelphie

Démonstrateur à l'École
dentaire de Paris.

Fig. 734. — Arcade supérieure élargie au moyen de
l'arcade d'expansion, ajustée de la façon habituelle
et renforcée par le levier à ressort L.

*1 vol. grand in-8° de
IV-856 pages avec 875 fig.
dans le texte . . 30 fr.*

La Période
Post-Opératoire

Soins, Suites et Accidents

PAR

Salva MERCADÉ

Ancien interne. Lauréat (médaille d'or) des hôpitaux de Paris.

1 vol. gr. in-8° de VI-550 pages avec 82 figures dans le texte . 12 fr.

MÉDECINE OPÉRATOIRE
DES VOIES URINAIRES

Anatomie Normale et
Anatomie Pathologique Chirurgicale
Par J. ALBARRAN

Professeur de clinique des Maladies des Voies urinaires
à la Faculté de Médecine de Paris, Chirurgien de l'Hôpital Necker.

Un volume grand in-8° de XII-992 pages, avec 561 figures dans le texte en noir et en couleurs, relié toile . . . . **35** fr.

Petite Chirurgie ❦ ❦ ❦ ❦
❦ ❦ ❦ ❦ ❦ ❦ ❦ ❦ ❦ Pratique

PAR

Th. TUFFIER | **P. DESFOSSES**

Professeur agrégé | Ancien interne des hôpitaux de Paris,
à la Faculté de Médecine de Paris, | Chirurgien du Dispensaire
Chirurgien de l'hôpital Beaujon. | de la Cité du Midi.

TROISIÈME ÉDITION, ENTIÈREMENT REFONDUE

1 vol. petit in-8° de XI-570 pages, avec 325 fig., cart. à l'angl. **10** *fr.*

Des principales ❦ ❦ ❦ ❦ ❦ ❦ ❦
Affections Chirurgicales
❦ ❦ ❦ ❦ ❦ ❦ ❦ dans l'Armée

PAR
le Dr A. MIGNON
Professeur au Val-de-Grâce.

1 vol. gr. in-8°, de IV-541 pages, avec 183 figures dans le texte. **10** *fr.*

Traité de Gynécologie

Clinique et Opératoire
par Samuel POZZI

Professeur de Clinique gynécologique à la Faculté de Médecine de Paris,
Membre de l'Académie de Médecine, Chirurgien de l'hôpital Broca.

QUATRIÈME ÉDITION, ENTIÈREMENT REFONDUE

AVEC LA COLLABORATION DE F. JAYLE

2 vol. grand in-8° formant ensemble 1500 pages avec 894 figures dans le texte. Reliés toile . . . . **40 fr.**

Cette édition est profondément remaniée. Les derniers progrès de la technique chirurgicale ont été tels qu'il a paru nécessaire de refondre presque entièrement les chapitres relatifs au traitement. L'anatomie pathologique a dû être complètement mise à la hauteur de nos connaissances actuelles. Le texte a été sensiblement augmenté; le nombre des figures a été notablement accru.

Précis ❧❧❧❧❧❧❧❧❧

❧❧ d'Obstétrique

PAR MM.

A. RIBEMONT-DESSAIGNES	G. LEPAGE
Professeur à la Faculté de Médecine	Professeur agrégé à la Faculté de Médecine
Accoucheur de l'hôpital Beaujon	de Paris
Membre de l'Académie de médecine	Accoucheur de l'hôpital de la Pitié

SIXIÈME ÉDITION

AVEC 568 FIGURES DANS LE TEXTE, DONT 400 DESSINÉES PAR M. RIBEMONT-DESSAIGNES

1 vol. grand in-8° de 1420 pages, relié toile. **30 fr.**

ÉTUDE SUR LES

Hernies du Gros Intestin

par G. LARDENNOIS et J. OKINCKZIC

Prosecteurs à la Faculté de Médecine de Paris.

1 vol. gr. in-8° de 152 pages avec 56 fig. dans le texte, broché. **2 fr. 50**

================ COLLECTIONS ================

L'ŒUVRE MÉDICO-CHIRURGICAL (Dr CRITZMAN, Directeur).

Suite de Monographies Cliniques
SUR LES QUESTIONS NOUVELLES
EN MÉDECINE, EN CHIRURGIE ET EN BIOLOGIE

Chaque Monographie est vendue séparément. . . . . **1 fr. 25**

Il est accepté des Abonnements pour une série de 10 Monographies consécutives, au prix à forfait et payable d'avance de 10 francs pour la France
et 12 francs pour l'Etranger (port compris).

DERNIÈRES MONOGRAPHIES PUBLIÉES :

41. **Le Traitement de la Syphilis** par le professeur E. GAUCHER.
42. **Tics**, par le Dr HENRY MEIGE.
43. **Diagnostic de la Tuberculose par les nouveaux procédés**
     de laboratoire, par le Dr NATTAN-LARRIER.
44. **Traitement de l'hypertrophie prostatique par la prostatec-**
     tomie, par R. PROUST, professeur agrégé à la Faculté de Paris.
45. **De la Lactosurie** (*Etudes urologiques de médecine comparée sur*
     les états de grossesse, de puerpéralité et de lactation chez la
     femme et les femelles domestiques), par M. CH. PORCHER.
46. **Les Gastro-entérites des nourrissons**, par le Dr A. LESAGE.
47. **Le Traitement des Gastro-entérites des nourrissons et du**
     Choléra infantile, par A. LESAGE.
48. **Les Ions et les médications ioniques** par le Pr S. LEDUC.
49. **Physiologie de l'acide urique**, par P. FAUVEL, docteur ès
     sciences, professeur à l'Université catholique d'Angers.
50. **Le Diagnostic fonctionnel du cœur**, par W. JANOSWSKI, profes-
     seur agrégé à l'Académie médicale de Saint-Pétersbourg.
51. **Les Arriérés scolaires**, par R. CRUCHET.
52. **Artério-Sclérose et Athéromasie**, par le Pr J. TÉISSIER.
53. **Les Sulfo-éthers urinaires** (*physiologie et valeur clinique dans*
     l'auto-intoxication intestinale), par H. LABBÉ et G. VITRY.
54. **Les injections mercurielles intra-musculaires dans le trai-**
     tement de la Syphilis, par le Dr A. LEVY-BING.
55. **Anticorps antigènes et Méthode de déviation du Complé-**
     ment (*Le Mécanisme de l'Immunité*) par P.-F. ARMAND-DELILLE,
     ancien chef de clinique à la Faculté de Paris (*3e tirage*).
56. **L'Anaphylaxie et les réactions anaphylactiques** (*Maladie du*
     sérum ; cuti et ophtalmo-réaction à la tuberculine), par le D^r
     P.-F. ARMAND-DELILLE (*2e tirage*).
57. **Les Sutures vasculaires**, par L. IMBERT, professeur et J. FIOLLE,
     chef de clinique, à l'Ecole de Médecine de Marseille.
58. **L'Hérédité normale et Pathologique**, par le P^r CH. DEBIERRE.
59. **Traitement chirurgical de la Tuberculose pulmonaire.** (*Pneu-*
     mectomie. — Pneumotomie. — Collapsthérapie. — Méthode de
     Freund), par les Drs TUFFIER, professeur agrégé à la Faculté
     de Médecine de Paris et J. MARTIN, chef de clinique chirur-
     gicale à la Faculté de Montpellier.
60. **La Rachicentèse**, par MM. P. RAVAUT, médecin des hôpitaux de
     Paris, GASTINEL et VELTER, internes des hôpitaux de Paris.
61. **Les Métaux colloïdaux électriques en thérapeutique**, par
     MM. L. BOUSQUET et H. ROGER, chefs de clinique à la Faculté
     de Montpellier.
62. **De la Névralgie intercostale** (*Etude des symptômes accusés*
     par les malades), par le Dr W. JANOWSKI.

Encyclopédie Scientifique ❧❧❧❧❧❧
❧❧❧❧❧ des Aide-Mémoire

Publiée sous la direction de **H. LÉAUTÉ**, Membre de l'Institut

Au 15 Mars 1911, 409 VOLUMES publiés

Chaque ouvrage forme un volume petit in-8°, vendu : Broché, **2 fr. 50**
Cartonné toile, **3 fr.**

DERNIERS VOLUMES PUBLIÉS DANS LA SECTION DU BIOLOGISTE

MALADIES DES VOIES URINAIRES, URÈTRE, VESSIE, par le Dʳ BAZY, chirurgien des hôpitaux, membre de la Société de chirurgie, 4 vol.
    I. *Moyens d'exploration et traitement.* 2ᵉ édition. II. *Sémiologie.* III. *Thérapeutique générale. Médecine opératoire.* IV. *Thérapeutique spéciale.*

BIOLOGIE GÉNÉRALE DES BACTÉRIES, par le Dʳ E. BODIN, professeur de Bactériologie à l'Université de Rennes.

LES BACTÉRIES DE L'AIR, DE L'EAU ET DU SOL, par E. BODIN.

LES CONDITIONS DE L'INFECTION MICROBIENNE ET L'IMMUNITÉ, par E. BODIN.

L'OREILLE, par PIERRE BONNIER, 5 vol.
    I. *Anatomie de l'oreille.* II. *Pathogénie et mécanisme.* III. *Physiologie : Les Fonctions.* IV. *Symptomatologie de l'oreille.* V. *Pathologie de l'oreille.*

TECHNIQUE RADIOTHÉRAPIQUE par le Dʳ H. BORDIER, professeur agrégé à la Faculté de Médecine de Lyon.

PRÉCIS ÉLÉMENTAIRE DE DERMATOLOGIE, par MM. BROCQ et JACQUET, médecins des hôpitaux de Paris. 2ᵉ édition, entièrement revue. 5 vol.
    I. *Pathologie générale cutanée.* II. *Difformités cutanées, éruptions artificielles, dermatoses parasitaires.* III. *Dermatoses microbiennes et néoplasies.* IV. *Dermatoses inflammatoires.* V. *Dermatoses d'origine nerveuse. Formulaire.*

LA PELADE, par A. CHATIN, membre de la Société de Dermatologie, et F. TRÉMOLIÈRES, ancien interne à l'hôpital Saint-Louis.

TRAITEMENT DE LA SYPHILIS, par L. JACQUET, médecin de l'hôpital Saint-Antoine, et M. FERRAND, interne à l'hôpital Broca.

LA PSYCHOLOGIE MORBIDE COLLECTIVE, par le Dʳ A. MARIE, médecin des Asiles de Villejuif.

EXAMEN ET SÉMÉIOTIQUE DU CŒUR, par les Dʳˢ PIERRE MERKLEN, médecin de l'hôpital Laënnec et Jean HEITZ. 2 vol.
    I. *Inspection, palpation, percussion, auscultation* (4ᵉ *édition*).
    II. *Le Rythme du cœur et ses modifications* (4ᵉ *édition*).

LES APPLICATIONS THÉRAPEUTIQUES DE L'EAU DE MER par le Dʳ ROBERT-SIMON.

LES AMÉTROPIES ET LEUR CORRECTION PAR LES LUNETTES, par H. SPINDLER, médecin major de l'armée.

MALADIES DES ORGANES RESPIRATOIRES, Méthode d'exploration : signes physiques, par le Dʳ LÉON FAISANS, Médecin de l'Hôpital de la Pitié (4ᵉ *édition*).

LA MATIÈRE VIVANTE, par F. LE DANTEC, chargé de cours à la Sorbonne. (2ᵉ *édition*).